U0388158

内容提要

《长沙药解》成书于乾隆十八年癸酉（一七五三），是诠释仲景常用方药之作。是书取仲景书常用药物一百六十二种，分为四卷。以药为经，以方为纬，于每药之下，首述其气味归经、性情功用；继录《伤寒》《金匮》凡用本药之方，是方治证，逐一诠释之。释文远考《神农本草经》之论，兼及前贤论述之得失，简明精当，条分缕析，实为辨章药性，宏扬仲景药法之宝筏。

《玉楸药解》成书于乾隆十九年甲戌（一七五四），是论述仲景书未用药物之作。黄氏既撰《长沙药解》之后，取仲圣未用之药而临证常用者计二百九十一种，分草部、木部、金石部、果部（附谷菜部）、禽兽部、鳞介鱼虫部、人部、杂类部，合八卷，勒成一部，名之曰《玉楸药解》。于每药之下，先述其性味归经，继述功用治证。黄氏数十年精研本草之心得体会，独到见解，尽述其中，或引录《神农本草经》之论，或评前人本草学之得失。内容宏丰，文笔精练，切合实用，别具一格。

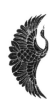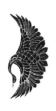

黄元御
医书十三种

长沙药解
玉楸药解

清·黄元御 撰

麻瑞亭 孙洽熙 校注

人民卫生出版社
·北京·

图书在版编目（CIP）数据

长沙药解 ；玉楸药解 / （清）黄元御撰 ；麻瑞亭，孙洽熙校注. -- 北京 ： 人民卫生出版社，2024. 10.
（黄元御医书十三种）. -- ISBN 978-7-117-36838-4

Ⅰ. R28 ；R249. 49

中国国家版本馆 CIP 数据核字第 2024TN4941 号

| 人卫智网 | www.ipmph.com | 医学教育、学术、考试、健康，购书智慧智能综合服务平台 |
| 人卫官网 | www.pmph.com | 人卫官方资讯发布平台 |

黄元御医书十三种

长沙药解 玉楸药解
Huang Yuanyu Yishu Shisan Zhong
Changsha Yaojie Yuqiu Yaojie

撰　　者：清·黄元御
校　　注：麻瑞亭　孙洽熙
出版发行：人民卫生出版社（中继线 010-59780011）
地　　址：北京市朝阳区潘家园南里 19 号
邮　　编：100021
E - mail：pmph @ pmph.com
购书热线：010-59787592　010-59787584　010-65264830
印　　刷：廊坊一二〇六印刷厂
经　　销：新华书店
开　　本：710×1000　1/16　　印张：13
字　　数：206 千字
版　　次：2024 年 10 月第 1 版
印　　次：2024 年 12 月第 1 次印刷
标准书号：ISBN 978-7-117-36838-4
定　　价：76.00 元

打击盗版举报电话：**010-59787491**　E-mail：**WQ @ pmph.com**
质量问题联系电话：**010-59787234**　E-mail：**zhiliang @ pmph.com**
数字融合服务电话：**4001118166**　E-mail：**zengzhi @ pmph.com**

《黄元御医书十三种》
校注委员会

丛书主校 孙洽熙 高 峰

丛书助校 费旭昭 王 莉 孙明瑜

冯晓杰 屈炜煊

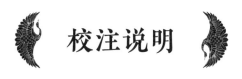

校注说明

　　《长沙药解》是诠释《伤寒》《金匮》方药之作。《玉楸药解》是论述仲师未用药物之作。以上系《四库全书总目提要》著录之《黄元御医书十一种》之十、十一也。

　　自神农尝百草以治民疾,而医药始兴,故言药性者首推《神农本草经》。自唐以降,下逮明清,本草著述日繁,各有精蕴。集其大成,惠济后来之尤者,乃李时珍之《本草纲目》。然"经传炎帝,非尽曩文,录出桐君,不皆昔义",《内》《难》论及方药者,颇为鲜见,后之著述,精粗不一。惟仲师之《伤寒》《金匮》,乃方书之祖,其处方用药,薪传古圣精义,万世之师。黄氏精研《伤寒》《金匮》数十载,于乾隆十三年戊辰(1748)撰著之《伤寒悬解》《金匮悬解》,已述及方药。为继炎农伟业,羽翼二悬解,正药性而师后世,遂"远考《农经》,旁概百氏",于乾隆十八年癸酉(1753),取仲师常用药物162种,而诠释之,分为四卷,勒成一部,名之曰《长沙药解》。是书以药为经,以方为纬,于每药之下,首述其性味归经,继述功用治证,次录《伤寒》《金匮》凡用是药之方,是方治证,并加以诠释,兼及前人论述之得失。诠释多有发明,为前人有所未及者。

　　仲师所用药物之性味功效,黄氏已撰《长沙药解》以诠释之,未用之药,散在后世诸家本草。黄氏为羽翼《长沙药解》,正药性而济后来,乃于乾隆十九年甲戌(1754),取仲师未用之药291种,分草部、木部、金石部、果部(附谷菜部)、禽兽部、鳞介鱼虫部、人部、杂类部八卷,勒成一部,名之曰《玉楸药解》。是书于每药之下,首述其性味归经,继述功用治证,除个别引录《农经》之论、前人论述得失外,均系黄氏精研本草之心得见解,简明实用。

　　《长沙药解》传世之刻本有道光十二年壬辰(1832)阳湖张琦(翰风)刻本(简称宛邻本)、咸丰十一年辛酉(1861)长沙徐受衡(树铭)于福州刻本(简称闽本)、同治七年戊辰(1868)江夏彭器之(崧毓)于成都刻本(简称蜀本)、同治八年己巳(1869)长沙黄济于重庆刻本(简称渝本)、光绪二十年甲午(1894)上海图书集成印书局排印本(简称集成本)等。以宛邻本刻印精善。

《玉楸药解》传世之刻本有咸丰十一年辛酉(1861)长沙徐受衡(树铭)于福州刻本(简称闽本)、同治七年戊辰(1868)江夏彭器之(崧毓)于成都刻本(简称蜀本)、同治八年己巳(1869)长沙黄济于重庆刻本(简称渝本)、光绪二十年甲午(1894)上海图书集成印书局排印本(简称集成本)等。其中以闽本最佳。

此次点校,《长沙药解》以宛邻本为底本,其内容不删节,不改编。以闽本、蜀本为主校本。以集成本、《伤寒悬解》《金匮悬解》《伤寒说意》为旁校本。以《神农本草经》(人民卫生出版社1955年影印版)、《新修本草》(群联出版社1955年第一版)、《本草纲目》(商务印书馆1954年重印本)为他校本。并参考《黄帝内经素问》(人民卫生出版社1956年据唐代王冰注,宋代林亿等校,明代顾从德翻宋刻本影印本)、《灵枢经》(人民卫生出版社1956年据明代赵府居敬堂刻本影印本)、《难经集注》(吴人吕广等注,明代王九思等辑,商务印书馆1955年版)、《伤寒论》(人民卫生出版社1957年据明代赵开美翻宋版影印本)、《金匮要略方论》[人民卫生出版社1956年影印之明代赵开美刻本、清康熙六十年辛丑(1721)宝纶堂刻本]及黄氏其他医籍等。《玉楸药解》以闽本为底本,其内容不删节,不改编。以蜀本为主校本。以集成本、石印本为旁校本。他校本与《长沙药解》所用诸本相同,并参考黄氏其他医籍。

对于以上二书,这次整理除标点外,校勘以对校、本校、他校为主,酌情运用理校,兼以必要的训诂。具体问题的处理,见以下各点。

1. 底本中确系明显之错字、别字、讹字,或笔画小误者,如已巳不分、日月混淆等,均予径改,不出校记。

2. 如系底本错讹脱衍,则据校本改正或增删,并出校注明。

3. 底本与校本不一,难以肯定何者为是者,原文不动,出校注明。

4. 书中引录他书之文献,黄氏多有删节,或缩写改动,但均不失原意,故置之不论,以保持本书原貌。

5. 书中文义古奥难明之字、词等,出注训释。

6. 凡属难字、僻字、异读字,黄氏未注音者,均予注音。注音采用直音法,即汉语拼音加同音字。

7. 凡属繁体字、异体字、俗体字、一般避讳字(如玄、歴、甯、邱等),均径改为现今通行规范简体字,不出注或首见出注。

8. 凡属通假字,一般不改动,首见出注释明。

9. 生僻、难明之成语、典故,出注说明其出处。

10. 以上二书目录,有错讹者,均据正文做了订正。《玉楸药解》总目过简,因删,保留分目。

11. 凡表示方位的"右""左",分别改为"上""下",不出注。

12. 下列药名径改,不出注。

黄耆→黄芪,紫苑→紫菀,草澄茄→荜澄茄,豨签草→豨莶草,白藓皮→白鲜皮,白芨→白及,毕拨→荜拨,贯仲→贯众,兔丝子→菟丝子,硫磺→硫黄,密佗僧→密陀僧,山查→山楂,龟版→龟板,蚕娥→蚕蛾,大枫子→大风子,牛角腮→牛角䚡。

13. 犀角、虎骨等药,现为禁用品。

西安市中医医院　麻瑞亭　主校　孙洽熙　点校
1987 年 7 月
2024 年 7 月　孙洽熙　校改

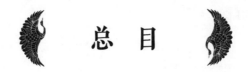

总　目

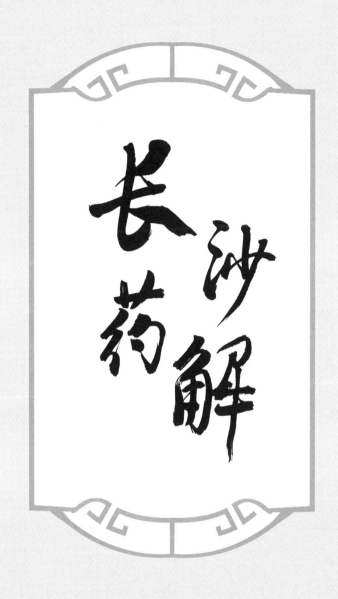

长沙药解

清·黄元御 撰

长沙药解自序

　　闻之《吕览》：始生之者，天也；养成之者，人也。成之者，遂其生也，是天人之合也。然生之者，布帛也，菽粟也；杀之者，若锋刃，若鼎镬，若水旱，若蝗螟。生之途，未能十一；杀之途，不止十三。何其生之寡而杀之多也？此人事乎？抑天道耶？玉楸子曰：此未足以为多也，有其至多者焉。屠羊说[1]以屠羊传，而羊不哀，其道孤也。无何，屠牛垣以屠牛传，而庖丁起，其党渐众，牛始哀矣。无何，高渐离[2]以屠狗传，而聂政[3]兴，朱亥出，樊哙生，其徒愈繁，而狗始悲矣。无何，白起、章邯之属以战将名，宁成、郅都之辈以刑官著，自兹屠人者传矣。风气开，下流众，苟道将、尔朱荣[4]之徒且比肩来，索元礼、来俊臣之类更接踵至，尤而效之，抑又甚焉。至于原野厌[5]人之肉，川谷流人之血，人始哭矣。

　　此良可疾首痛心已，而君子未以为痛也。何则？大难既平，目[6]不睹兵革之事，耳[7]不闻罗织之经，其人死，其祸绝，往者已矣，来者犹幸。夫何庸工群起，而谈岐黄，则杀之至多，而不可胜穷者，无如此甚矣。不以戈铤，而人罹锋刃；不事钳网，而人遭诛夷。其书多，其传久，其流远，其孤众，其人已死，其祸不绝。遂使四海之大，百世之远，尽饮其羽[8]，饱其锋，登其

1　屠羊说："屠羊"，复姓，以技为氏。屠羊说，人名。《通志·民族略》："《韩诗内传》：楚有屠羊说。"

2　高渐离：战国燕（今河北定兴县）人，详见《史记·刺客列传》。

3　聂政：战国韩轵（今河南济源东南）人，详见《战国策·韩策》《史记·刺客列传》。

4　尔朱荣：北魏北秀容人。详见《魏书》《北史·列传第三十六》。

5　厌：通"餍"，饱也。《左传·隐公元年》："姜氏何厌之有？"

6　目：原作"且"，据闽本、蜀本改。

7　耳：原作"且"，据闽本、蜀本改。

8　饮其羽：即"饮羽"。《吕氏春秋·季秋纪·精通》："养由基射兕，中石，矢乃饮羽。"高诱注："饮羽，饮矢至羽。"此喻受害之深。

梯,入其瓮。水旱不年有,而此无免时;蝗螟不岁见,而此无逃期。痛哉!痛哉!此最可痛哭流涕者也!其天道乎?抑人事耶?

玉楸子悲先圣之不作,后学之多悖,处滑[1]靡波流之日,思以一篑障江河,垂帘著述,十载于兹矣。以为书者庸工之法律,药者庸工之刀斧,千载大难,吾将解之。张睢阳曰:未识人伦,焉知天道。天道远,人理近,始欲与之言人理;人理玄,物性昭,今且与之晰物性。有辨章百草之志,未遑也。

辛未秋,南浮江淮,客阳丘,默默不得意。癸酉仲春之初,东郊气转,北陆寒收,遂乃远考《农经》,旁概百氏。近古以来,李时珍作《纲目》,搜罗浩衍,援引该洽。备牛扁狗骨之木,列鸡头鸭脚之草,采神经[2]怪牒以炫其奇,征野史稗官以著其富。纪载博矣,而丑谬不经。嗟乎!未识人理,焉知物性,今欲与之言物性,仍兼与之晰人理。侍读吴公驻马相过,闻之,恻然离席,进曰:惟吾子删其怪妄,归于约,以复炎黄之旧,意亦可焉。玉楸子伏而唯曰:吾无从删也。经传炎帝,非尽曩文[3],录出桐君,不皆昔义,下及余子,更不晓事,莠盛苗秽,非种难锄,悉划[4]尔类,利用大耕耳。乃取仲景方药笺疏之,作《长沙药解》。

停笔怆怀,中宵而叹,公孙悼倍偏枯之药,以起死人,其药不灵,何则?人已死也,然以治偏枯,则其药灵。偏枯者,半死半生也。偏枯之人而使之不枯,是半死之人而使之不死也,则谓公孙悼之药能起死人也可。今以起死人之药而治偏枯,其药亦不灵,非药之不灵,人之不解也。

噫!前古圣人尝草木而作经,后古圣人依感复而立法,欲以生人,而后世乃以之杀人,由其不解人理、不解物性也。玉楸子《长沙药解》成,知其解者,旦暮遇之,斯拱而俟之耳。

乾隆十八年岁在癸酉二月昌邑黄元御撰

---

1 滑(gǔ 古):《广韵》“乱也”。

2 神经:神秘之书。《广弘明集·答沙汰释李诏表》:“至若……神经秘录……皆是凭虚之说。”

3 曩(nǎng 攮)文:颜师古曰:“曩,亦谓昔时也。”《左传·襄公二十四年》:“曩者志入而已,今则怵也。”曩文,在此指古圣之文。

4 划(chǎn 产):《广雅·释诂》“削也”。即铲除之意。《战国策·齐策》:“划而类。”

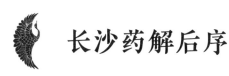

长沙药解后序

　　《长沙药解》者，黄氏述《伤寒》《金匮》方药之旨而作也。

　　自神农尝百草以治民疾，而医学始兴，故言药性者以神农为主。而世传《神农本草经》三卷，《汉志》不著录，其言不类上古，又杂出后汉地名，陶宏景以为仲景、元化辈所记。而《伤寒论序》云：撰用《素问》《八十一难经》《阴阳大论》《胎胪药录》，而不及《本草经》，以其说按之，亦往往不合。盖上古文字未兴，多出口授传，其学者乃编勒成书。受授既久，多所差谬，或间以己说，故其言杂而不能醇。魏晋以来，吴普、李当之、陶宏景皆有增益，各为撰述。唐宋诸臣，复屡事修纂，务为炫博，以求该备，于是异说横出，破碎无纪。医者无所宗尚，乃各出私智，人自为书，故宋元而[1]后，医有异学，药有异性。

　　明·李时珍作《本草纲目》，思以正之，而[2]援据繁缛，辄未得其精要。盖沿袭讹谬，数千百年，古籍淆乱，无所依据，而欲以一人心力拾掇而得之，斯固难矣。

　　余尝以为学者生千载后，既不能具生知之性，通神明之德，以类[3]万物之情。仅据往籍，以得大概，而本草既讹，杂不可信，《素问》诸书，又不及方药。惟仲景氏继炎黄之业，作《伤寒》《金匮》，后世宗之，为方书之祖。其处方论药，条理精密，有端绪可寻。又生当汉世，多得古说。然则今日而欲辨章百物，求神农黄帝之所传者，舍仲景之书，其奚适焉？此即黄氏作书之意也。

　　余既刊《伤寒悬解》，乃复刊此，俾相辅以行，而述所知者序其后。至

1　宋元而：原缺，据闽本、集成本补。

2　正之而：原缺，据闽本、集成本补。

3　类：《尔雅·释诂》"善也"。善，犹解也。《礼记·学记》："相观而善之谓摩。"《疏》："善，犹解也。"

若排比方药，以求其性，贯串大义，以达其用，探赜索隐，钩深致远，世有知者，自能鉴之，无事赘说尔。

阳湖张琦

长沙药解目录

凡药一百六十二

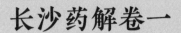

长沙药解卷一

昌邑黄元御坤载著

甘草 味甘,气平,性缓,入足太阴脾、足阳明胃经。备冲和之正味,秉淳厚之良资。入金木两家之界,归水火二气之间。培植中州,养育四旁。交媾精神之妙药,调济气血之灵丹。

《伤寒》炙甘草汤,甘草四两,桂枝三两,生姜三两,大枣十二枚,人参二两,生地一斤,阿胶二两,麻仁半升,麦冬半升。清酒七升,水八升,煮三升,去渣,入阿胶,消化,温服一升,日三服。一名复脉汤。治少阳伤寒,脉结代,心动悸者。以少阳甲木,化气于相火,其经自头走足,循胃口而下两胁,病则经气上逆,冲逼戊土,胃口填塞。硋[1]厥阴风木升达之路,木郁风作,是以心下悸动。其动在胃之大络,虚里之分,正当心下。经络壅塞,营血不得畅流,相火升炎,经络渐而燥涩,是以经脉结代。相火上燔,必刑辛金,甲木上郁,必克戊土,土金俱负,则病转阳明,而中气伤矣。甲木之升缘胃气之逆,胃土之逆缘中气之虚。参、甘、大枣益胃气而补脾精,胶、地、麻仁滋经脉而泽枯槁,姜、桂行营血之瘀涩,麦冬清肺家之燥热也。

甘草泻心汤,甘草四两,大枣十二枚,半夏半升,黄连一两,黄芩三两,干姜三两。治太阳伤寒中风,下后心下痞鞕,干呕心烦,谷不化,腹中雷鸣下利者。以下后中气虚寒,水谷不消,土木皆郁,升降倒行。脾陷而贼于乙木,则腹中雷鸣而下利。胃逆而贼于甲木,则心下痞鞕而干呕。君相火炎,宫城不清,是以心烦。甘、姜、大枣温补中气之虚寒,芩、连清泻上焦之烦热,半夏降胃逆而止干呕也。

四逆汤,甘草二两,干姜一两半,附子生一枚。治太阴伤寒,脉沉腹胀,自利不渴者。以寒水侮土,肝脾俱陷,土被木贼,是以腹胀下利。附子温补其肾水,姜、甘温补其脾土也。脾主四肢,脾土湿寒,不能温养四肢,则手足厥冷。四肢温暖为顺,厥冷为逆,方以甘草而君姜、附,所以温中而回四

---

1 硋:《集韵》"音艾,同碍"。

肢之逆,故以四逆名焉。治少阴病,膈上有寒饮,干呕者。以其肾水上凌,
火土俱败,寒饮泛溢,胃逆作呕。姜、甘、附子温补水土而驱寒饮也。治厥
阴病,汗出,外热里寒,厥冷下利,腹内拘急,四肢疼者。以寒水侮土,木郁
贼脾,微阳不归,表里疏泄。姜、甘、附子温补水土,以回阳气也。

通脉四逆汤,甘草、干姜各三两,生附子一枚。治少阴病,下利清谷,手
足厥逆,脉微欲绝者。以寒水侮土,木郁贼脾,是以下利。脾阳颓败,四肢
失温,是以厥逆。经气虚微,是以脉微欲绝。姜、甘、附子温补里气而益四
肢之阳也。治厥阴病,下利清谷,里寒外热,汗出而厥者。以水土寒湿,木
郁贼脾,微阳不敛,表里疏泄。姜、甘、附子温暖水土,以达木郁也。

四逆散,甘草、枳实、柴胡、芍药。等分为末,饮服方寸匕。治少阴病,四逆
者。以水寒木枯,郁生风燥,侵克脾土,中气痞塞,不能四达。柴、芍清其
风木,甘草补其中气,枳实泻其痞满也。

甘草干姜汤,甘草四两,干姜二两。治伤寒汗后,烦躁吐逆,手足厥冷者。
以汗后火泄土败,四肢失养,微阳离根,胃气升逆。甘草、干姜补土温中,
以回升逆之阳也。

《金匮》甘草附子汤,甘草二两,附子二枚,白术二两,桂枝四两。治风湿
相抟,骨节疼烦,汗出短气,小便不利,恶风不欲去衣,或身微肿者。以水
寒土湿,木郁不能行水,湿阻关节,经络不通,是以痛肿。湿蒸汗泄,卫阳
不固,故恶风寒。术、甘补土燥湿,桂枝疏木通经,附子温其水寒也。

甘草麻黄汤,甘草二两,麻黄四两。治里水,一身面目黄肿,小便不利者。
以土湿不能行水,皮毛外闭,溲尿下阻,湿无去路,淫蒸肌肤,而发黄肿。
甘草补其土,麻黄开皮毛而泻水湿也。

《伤寒》调胃承气汤,甘草二两,大黄三两,芒硝半斤。治太阳伤寒三日,
发汗不解,蒸蒸发热,属阳明者。以寒闭皮毛,经郁发热。汗出热泄,病当
自解,发汗不解,蒸蒸发热者,此胃阳素盛,府热内作,将来阳明之大承气
证也。方其蒸蒸发热之时,早以甘草保其中,硝、黄泻其热,胃气调和,则
异日之府证不成也。

《金匮》白头翁加甘草阿胶汤,白头翁、黄连、黄檗、秦皮各三两,甘草、阿
胶各二两。治产后下利虚极者。以产后亡血木燥,贼伤脾土,而病下利。
白头翁以清其湿热,甘草补其脾土,阿胶润其风木也。

《伤寒》甘草汤,生甘草二两。治少阴病二三日,咽痛者。少阴水旺,二
火俱腾,上行清道,是以咽痛。生甘草泻热而消肿也。

甘草粉蜜汤,甘草二两,铅粉一两,蜜四两。水三升,煮甘草,取二升,入粉、蜜,煎如薄粥。治蛔虫为病,吐涎心痛,发作有时者。以土弱气滞,木郁虫化。甘草补土,白粉[1]杀虫,蜂蜜润燥而清风、滑肠而下积也。

人之初生,先结祖气,两仪[2]不分,四象未兆,混沌莫名,是曰先天。祖气运动,左旋而化己土,右转而化戊土,脾胃生焉。己土东升则化乙木、南升则化丁火,戊土西降则化辛金、北降则化癸水,于是四象全而五行备。木温、火热、水寒、金凉,四象之气也。木青、金白、水黑、火赤,四象之色也。木臊、水腐、金腥、火焦,四象之臭也。木酸、金辛、火苦、水咸,四象之味也。土得四气之中,四色之正,四臭之和,四味之平。甘草气、色、臭、味,中正和平,有土德焉,故走中宫而入脾胃。

脾土温升而化肝木,肝主藏血而脾为生血之本;胃土清降而化肺金,肺主藏气而胃为化气之源。气血分宫,胥[3]秉土气。甘草体具五德,辅以血药则左行己土而入肝木,佐以气药则右行戊土而入肺金。肝血温升则化神气,肺金清降则化精血。脾胃者,精神气血之中皇,凡调剂气血,交媾精神,非脾胃不能,非甘草不可也。

肝脾之病,善于下陷,入肝脾者,宜佐以升达之味;肺胃之病,善于上逆,入肺胃者,宜辅以降敛之品。呕吐者,肺胃之上逆也,滞气不能上宣,则痞闷于心胸;泄利者,肝脾之下陷也,滞气不得下达,则胀满于腹胁。悉缘于中气之虚也。上逆者,养中补土,益以达郁而升陷,则呕吐与胀满之家,未始不宜甘草。前人中满与呕家之忌甘草者,非通论也。

上行用头,下行用梢。熟用甘温培土而补虚,生用甘凉泻火而消满。凡咽喉疼痛,及一切疮疡热肿,并宜生甘草泻其郁火。熟用,去皮,蜜炙。

白术 味甘、微苦,入足阳明胃、足太阴脾经。补中燥湿,止渴生津。最益脾精,大养胃气。降浊阴而进饮食,善止呕吐;升清阳而消水谷,能医泄利。

《金匮》桂枝附子去桂加白术汤,甘草二两,大枣六枚,生姜两半,附子一

---

1 白粉:即铅白粉,亦即铅粉。
2 两仪:天地也。《周易·系辞上》:"是故《易》有太极,是生两仪。"孔颖达疏:"不言天地而言两仪者,指其物体;下与四象相对,故曰两仪,谓两体容仪也。"
3 胥:《集韵》"皆也"。《诗经·小雅》:"君子乐胥。"

枚，白术一两。治风湿相抟，身体疼烦，大便坚，小便自利者。以汗出遇风，表闭汗回，流溢经络关节，营卫郁阻，是以疼烦。若小便不利，此应桂枝加附子，暖水达木，以通水道。今大便坚，小便自利，则湿在表而不在里。而水道过通，恐亡津液，故去桂枝之疏泄，加白术以补津液也。

越婢加术汤，麻黄六两，石膏半斤，甘草二两，生姜三两，大枣十二枚，白术四两。治里水，一身面目黄肿，小便自利而渴者。以皮毛外闭，湿气在经，不得泄路，郁而生热，湿热淫蒸，是以一身面目黄肿。若小便不利，此应表里渗泻，以驱湿热。今小便自利而渴，则湿兼在表而不但在里，便利亡津，是以发渴。甘草、姜、枣补土和中，麻、膏泻经络之湿热，白术补藏府之津液也。

麻黄加术汤，麻黄三两，桂枝二两，甘草一两，杏仁七十枚，白术四两。治湿家身烦疼者。以湿郁经络，皮毛不泄，故身烦痛。麻黄汤泄皮毛以驱湿，恐汗去而津亡，故加白术，以益津也。此即里水之证，小便不利者也。

理中丸方在人参，治霍乱吐利。若脐下筑者，肾气动也，去术，加桂四两；去术之滞，加桂枝益肝阳而伐肾阴也。吐多者，去术，加生姜三两；去术之壅，加生姜降逆而止呕吐也。腹满者，去术，加附子一枚；去术之闭，加附子开瘀浊而消胀满也。下多者，仍用术，以其固脱陷而止泄也。渴欲得水者，加术足前成四两半，以其生津液而去湿也。

白术散，白术、蜀椒、川芎、牡蛎等分。妊娠养胎。以胎妊之病，水寒土湿，木气郁结，而克脾土，则脾困不能养胎。白术补土燥湿，蜀椒暖水敛火，芎藭疏乙木之郁，牡蛎消肝气之结也。

脾以太阴而抱阳气，故温升而化木火；胃以阳明而含阴精，故清降而生金水。胃降则空虚而善容，是以食下而不呕；脾升则摩荡而善腐，是以谷消而不利。五行之性，火燥而水湿。太阴脾土，升自水分，因从水分[1]而化湿；阳明胃土，降于火位，因从火位而化燥。太阴之湿济阳明之燥，阳明之燥济太阴之湿，燥湿调和，中气轮旋，是以胃纳脾消，吐利不作。

但太阴脾以湿土司令，阳明胃从燥金化气。辛金己土，俱属太阴，而辛金不如己土之湿；庚金戊土，俱属阳明，而戊土不如庚金之燥。缘化于人，不敌主令于己者之旺也。人之衰也，火日亏而水日盛，燥日消而湿日

---

1 分：原脱，据集成本、石印本补。

长。湿则中气凝郁,枢轴不运,升降反作,脾陷胃逆。脾陷则乙木不达,下克己土,水谷不消而为泄;胃逆则甲木失归,上克戊土,饮食不纳而为呕。白术补土燥湿,土燥而升降如前,是以吐泄兼医。理中汤方在人参,用之以治痞满呕泄,盖与姜、甘、人参温补中气,转其升降之轴,自复清浊之位也。其性守而不走,故于补虚固脱,独擅其长,而于疏通倡导,则未能焉。若脐动腹满诸证,非姜、桂、附子不能胜任矣。

凡去湿之品,每伤于燥。白术气味浓郁,汁浆淳厚,既养胃气,亦补脾气,最生津液,而止燥渴。仲景用之于桂枝、麻黄之内,汗去而津液不伤,至妙之法也。

盖湿淫之病,善伤津液。以土燥金清,则肺气降洒,而化雨露。其露气之氤氲而游溢者,浸润滑泽,是谓之津。津液渗灌,藏府沾濡,是以不渴。湿则气滞津凝,淫生痰涎,藏府失滋,每生燥渴。津液无多,而再经汗泄,湿愈而燥伤矣。加白术去湿而养津,此除湿发汗之金绳也。

水火之交,其权在土。水化而为木火,由己土之左旋;火化而为金水,缘戊土之右转。土者,水火之中气也。中气旺则戊土蛰封,阴降而抱阳,九地之下,常煦然而如春;己土升发,阳升而含阴,九天之上,常凛然而如秋。中气衰则戊土逆升,失其封蛰之职,火飞而病上热;己土顺陷,乖其发达之政,水沉而病下寒。是以火热水寒之病,必缘土败。仲景治水,五苓、真武、附子、泽泻诸方,俱用白术,所以培土而制水也。禹平[1]水土,非土则水不可平。治天下之水者,莫如神禹;治一身之水者,莫如仲景。圣圣心符,天人不殊也。

白术性颇壅滞,宜辅之以疏利之品。肺胃不开,加生姜、半夏以驱浊;肝脾不达,加砂仁、桂枝以宣郁。令其旋补而旋行,则美善而无弊矣。

产于潜[2]者佳。选坚白肥鲜者,泔浸,切片,盘盛,隔布上下铺湿米,蒸至米烂,晒干用。

人参 味甘、微苦,入足阳明胃、足太阴脾经。入戊土而益胃气,走己土而助脾阳。理中第一,止渴非常。通少阴之脉微欲绝,除太阴之腹满而痛。久利亡血之要药,盛暑伤气之神丹。

---

1 平:治也。《尚书·虞书·大禹谟》:"地平天成。"《传》:"水土治曰平。"
2 於潜:地名,现隶属于浙江省杭州市。

《金匮》人参汤,人参、白术、甘草、干姜各三两。即理中汤。治胸痹心痞,气结在胸,胸满,胁下逆抢心。以中气虚寒,脾陷胃逆,戊土迫于甲木则胸中痞结,己土逼于乙木则胁下逆抢。甘草、白术培土而燥湿,姜、参温中而扶阳,所以转升降之轴也。

理中丸,即人参汤四味作丸。治霍乱吐利,头痛身疼,发热恶寒。以夏月饮食寒冷,水谷未消,感冒风寒,皮毛外闭,宿食内阻,木气不舒。菀[1]而克土,胃气壅遏,水谷莫容,胃逆则呕,脾陷则利。参、术、姜、甘温补中气,所以拨上下之枢也。腹痛者,加人参足前成四两,以阳衰气滞,土木逼迫,加人参补肝脾之阳,以消[2]阴滞也。

四逆加人参汤,甘草二两,干姜二两半,生附子一枚,人参一两。治霍乱利止脉微。以泄利既多,风木不敛,亡血中之温气。四逆汤暖补水土,加人参以益血中之温气也。

《伤寒》通脉四逆汤方在甘草,治少阴病,下利清谷,里寒外热,手足厥逆,脉微欲绝。利止脉不出者,加人参一两。以利亡血中温气,故肢寒脉微将欲断绝。加人参补肝脾之阳,以充经脉也。

新加汤,桂枝三两,甘草二两,大枣十二枚,芍药四两,生姜四两,人参三两。治伤寒汗后,身疼痛,脉沉迟者。以汗泻血中温气,阳虚肝陷,故脉沉迟。经脉凝,风木郁遏,故身疼痛。甘、枣、桂枝补脾精而达肝气,加芍药清风木之燥,加生姜行血脉之瘀,加人参补肝脾之阳以充经脉也。

白虎加人参汤,石膏一斤,知母六两,甘草二两,粳米六合,人参三两。治伤寒汗后心烦,口渴舌燥,欲饮水数升,脉洪大者。以胃阳素盛,津液汗亡,府热未定[3],肺燥先动。白虎泻热清金,加人参以补汗亡之阳气也。治太阳中暍,汗出恶风,身热而渴者。以暑月感冒,风寒郁其内热而伤元气,热盛而寒不能闭,是以汗出。白虎清金而泻热,加人参以益耗伤之阳也。

小柴胡汤方在柴胡,治少阳伤寒。渴者,去半夏,加人参、苦蒌根。以津化于气,气热故津伤而渴,人参、苦蒌根清金而益气也。

气充于肺,而实原于肾。肺气下降,而化肾水。水非气也,而水实含

---

1 菀:通"郁"。《广韵》:"音郁,义同。"

2 消:原作"清",据蜀本、集成本、石印本改。

3 定:犹成也。《吕氏春秋·仲冬纪》:"以待阴阳之所定。"

肺气。此气在水,《难经》谓为生气之原,道家名为水中气。盖阴阳之理,彼此互根。阴升而化阳,又怀阴精;阳降而化阴,又胎阳气。阳气一胎,己土左旋,升于东南,则化木火。脾以阴体而抱阳魂,非脾阳之春生则木不温,非脾阳之夏长则火不热,故肝脾虽盛于血,而血中之温气,实阳升火化之原也。及其升于火而降于金,则气盛矣。是以肝脾之气虚,肺胃之气实。虚而实则肝脾升,实而虚则肺胃降。实而实则肺胃壅塞而不降,虚而虚则肝脾抑郁而不升,而总由于中气之不旺。

中气居不戊不己之间,非金非木之际,旺则虚者充实而左升,实者冲虚而右降,右不见其有余,左不见其不足。中气不旺,则轮枢莫转,虚者益虚而左陷,实者益实而右逆。

人参气质淳厚,直走黄庭[1],而补中气。中气健运,则升降复其原职,清浊归其本位,上下之呕泄皆止,心腹之痞胀俱消。仲景理中汤、丸,用之以消痞痛而止呕泄,握其中枢,以运四旁也。大建中汤方见胶饴、大半夏汤方见半夏、黄连汤方在黄连诸方,皆用之治痞痛呕利之证,全是建立中气,以转升降之机。由中气以及四维,左而入肝,右而入肺,上而入心,下而入肾,无往不宜。但入心则宜凉,入肾则宜热,入肺胃则宜清降,入肝脾则宜温升,五藏自然之气化,不可违也。

中气者,经络之根本;经络者,中气之枝叶。根本既茂,枝叶自荣;枝叶若萎,根本必枯。肝脾主营,肺胃主卫,皆中气所变化也。凡沉、迟、微、细、弱、涩、结、代之诊,虽是经气之虚,而实缘中气之败。仲景四逆、新加、炙甘草方在甘草皆用人参,补中气以充经络也。

白术止湿家之渴,人参止燥证之渴。白术渗土金之湿,散浊气而还清,清气飘洒,真液自滴;人参润金土之燥,蒸清气而为雾,雾气氤氲,甘露自零。至于盛暑伤气之热渴,大汗亡津之烦躁,加人参于白虎,清金之内,化气生津,止渴涤烦,清补之妙,未可言喻。麦门[2]冬汤方在麦冬、竹叶石膏汤方在竹叶,二方之用人参,清金补水之玉律也。

1　黄庭:道家语,在此指脾胃。《上清黄庭内景经·释题》:"黄者,中央之色也;庭者,四方之中也。外指事即天中、人中、地中,内指事即脑中、心中、脾中。"

2　门:原脱,诸本均同,据本书卷三麦冬释文、《金匮悬解》卷十五、《金匮要略·肺痿肺痛咳嗽上气病脉证治》补。

熟用温润,生用清润。

大枣 味甘、微苦、微辛、微酸、微咸,气香,入足太阴脾、足阳明胃经。补太阴己土之精,化阳明戊土之气。生津润肺而除燥,养血滋肝而息风。疗脾胃衰损,调经脉虚芤。

《金匮》十枣汤,甘遂、芫花、大戟等分为散,大枣十枚。煎服一钱匕。治中风表解,内有水气,下利呕逆,头痛,心下痞鞕满,引胁下痛,汗出不恶寒者。以土败不能制水,水邪泛滥,中气郁阻,肝脾下陷而为泄利,胆胃上逆而作呕吐。戊土迫于甲木,是以心痞胁痛。相火升而卫泄,是以汗出。表证既解,故不恶寒。芫、遂、大戟决其积水,大枣保其脾精也。

《伤寒》苓桂甘枣汤方在茯苓,用之治伤寒汗后,脐下悸动,欲作奔豚;以汗泻肝脾精气,木枯风动,郁勃冲击,土败而风木升腾,是为奔豚,大枣补脾精而滋风木也。《金匮》甘麦大枣汤方在小麦,用之治妇人藏燥[1],悲伤欲哭;以木枯风盛,肺津被耗,大枣补脾精而润风燥也。

《伤寒》小柴胡汤方在柴胡,治少阳伤寒,胁下痞鞕者,去大枣,加牡蛎;咳者,去人参、大枣、生姜,加五味、干姜。《金匮》黄芪建中汤方在胶饴,治虚劳里急,诸不足,腹满者,去大枣,加茯苓一两;以其补而不行,益滞而助壅也。

木宜直升,曲则作酸;金宜从降,革则作辛;水宜上行,润下则咸;火宜下济,炎上则苦。酸则木病,故宜辛散;辛则金病,故宜酸收;咸则水病,故宜苦温;苦则心病,故宜咸寒。金木不遂其性则病生,水火各遂其性则病作,治宜对宫之味,所以反逆而为顺也。土居四象之中,得五味之和,五气之正。不酸、不辛、不苦、不咸,其味曰甘;不腥、不臊、不焦、不腐,其气曰香。味为阴而气为阳,阳性动而阴性静,以其味甘则阴静而降,以其气香则阳动而升。升则己土左旋而水木不陷,降则戊土右转而火金不逆。

四象之病而生四味者,土气之弱也。大枣纯和凝重,具土德之全,气味甘香,直走中宫,而入脾胃,其甘宜胃,其香宜脾。而香甘之外,则四象之味俱备,其辛宜肝,其酸宜肺,其苦宜肾,其咸宜心。补中宫而养诸子,既左右之咸宜,亦四达而不悖,真天下之佳果,人间之良药。

---

1 藏燥:即藏躁。燥,通"躁"。

其味浓而质厚,则长于补血而短于补气。人参之补土,补气以生血也;大枣之补土,补血以化气也。是以偏入己土,补脾精而养肝[1]血。凡内伤肝脾之病,土虚木燥,风动血耗者,非此不可,而尤宜于外感发表之际。

盖汗血一也。肺主卫气而司皮毛,肝主营血而司经络。营行脉中,为卫之根;卫行脉外,为营之叶。非卫则营不生,非营则卫不化。酝于卫而藏于营,则为血;酿于营而泄于卫,则为汗。虽异名而实同出,故曰夺汗者勿血,夺血者勿汗。太阳中风,卫气外敛,营郁而生内热义详桂枝、麻黄。桂枝汤方在桂枝开经络而泻营菀,不以大枣补其营阴,则汗出血亡,外感去而内伤来矣。故仲景于中风桂枝诸方皆用之,补泻并行之法也。十枣汤、葶苈大枣数方,悉是此意。惟伤寒营闭卫郁,义在泻卫,不在泻营,故麻黄汤方在麻黄不用也。其甘多而香少,则动少而静多,与姜桂同用,调其凝重之气,使之游溢于藏府,洒陈于经络。以精专之体,改而为流利之性,此先圣之化裁也。

桂枝为内外感伤之原,遇沉、迟、结、代之脉,一变而为新加,再变而为炙甘草方在甘草,总不离桂枝之法。而当归四逆方在当归,治厥阴脉微欲绝,则倍用大枣以滋肝血,方用大枣二十五枚。扩桂枝之义以宏大枣之功,而大枣之能事始尽。其伟绩殊效,备见于仲景诸方矣。

新制大枣法:选坚实肥大者,煮去苦水,换水煮烂,去皮核,净肉半斤,加生姜汁八两,入原汤煮化,连汁晒干。

胶饴　味甘,入足太阴脾、足阳明胃经。功专扶土,力可建中。入太阴而补脾精,走阳明而化胃气。生津润辛金之燥,养血滋乙木之风。善缓里急,最止腹痛。

《伤寒》小建中汤,胶饴一升,芍药六两,桂枝、甘草、生姜各三两,大枣十二枚。治少阳伤寒,阳脉涩,阴脉弦寸为阳,尺为阴,法当腹中急痛者。以甲乙二木,表里同气,甲木不降则阳脉涩,乙木不升则阴脉弦。甲木不降,必克戊土,法当痛见于胸胁;乙木不升,必克己土,法当痛见于腹胁。木气枯鞭,是以其痛迫急。少阳胆从相火化气,厥阴肝以风木主令。肝胆合邪,风火郁生,中气被贼,势在迫急。胶饴、甘草补脾精而缓里急,姜、桂、芍药

1　肝:原作"肺",据闽本改。

达木[1]郁而清风火也。治少阳伤寒,心中悸而烦者。以病传少阳,相火菀隆,不可发汗。汗亡少阳之津,木枯土弱,必传阳明,五行之理,病则传其所胜也。胃气调和则病愈,胃土堙郁而不和,其心中必生烦悸。盖少阳甲木,化气于相火,而下交癸水者,戊土培之也。汗泻中脘之阳,土弱胃逆,不能降蛰相火,相火飞腾,升炎于上,心液消烁,故生郁烦。胆胃上壅,阻碍厥阴升降之路,是以动悸。以枯木而贼弱土,燥热郁生,伤耗胃脘之精液,则中宫败矣。胶饴、甘草、大枣补脾而生胃液,姜、桂、芍药疏木而清相火也。小建中证,即炙甘草证之轻者,烦悸不已,必至经脉结代。《金匮》治虚劳里急腹痛,悸衄,梦而失精,四肢酸痛,手足烦热,咽干口燥者。以中气衰弱,凝郁莫运,甲木不降,累及厥阴,升路郁阻而生动悸;相火刑金,收令不行而生吐衄。肺津消烁,则咽干口燥。乙木不升,生气莫遂,贼伤己土,则腹痛里急。木郁风动,疏泄不藏,则梦而失精。手之三阳,足之三阴,陷而不升,则手足烦热而肢节疼痛。胶饴、甘、枣补土养精而缓里急,姜、桂、芍药疏木达郁而清风也。

《金匮》大建中汤,胶饴一升,人参一两,干姜四两,蜀椒二合。治心胸大寒痛,呕不能饮食,腹中寒气,上冲皮起[2],头足出现,上下走痛,而不可触近。以火虚土弱,水邪无畏,中侮脾胃,上凌心火,火土双败,中上寒甚,呕痛齐作,饮食俱废。饴、参培土而建中,干姜、蜀椒补火而温寒也。

黄芪建中汤,黄芪两半,胶饴一升,芍药六两,桂枝三两,甘草二两,生姜三两,大枣十二枚。治虚劳里急,诸不足。虚劳之病,土败木遏,菀槁不荣《素问》语,是以里急。生气失政,缘于阳虚。胶饴、甘、枣补脾精而缓里急,姜、桂、芍药疏木郁而清风燥,黄芪补卫阳而生营阴也。

乙木生于癸水而植于己土,甲木生于壬水而培于戊土。中气旺则戊土右降而甲木不逆,己土左升而乙木不陷。乙木直升,故腹胁松畅而不满急;甲木顺降,故胸胁冲和而不痞鞕。中气颓败,不能四运,甲木上逆而贼戊土,乙木下陷而贼己土。土木逼迫,则痞鞕满急、疼痛惊悸、吐衄遗泄、干燥烦热之病生焉。总以根本失养,枝干不荣,故变和缓而为急切,作盗

---

1 木:原作"水",据闽本改。

2 起:原作"毛",诸本均同,据《金匮悬解》卷十七、《金匮要略·腹满寒疝宿食病脉证治》改。

贼以犯中原也。风木相火，郁生燥热，内耗脾胃之精液，外烁肝胆之精血。久而生意枯槁，中气亡败，则性命倾矣。胶饴温润淳浓，补脾精而养肝血，缓急切而润风燥，是以建中三方皆用之，以补中而缓急。

盖中气者，交济水火之枢，升降[1]金木之轴。中气健旺，枢轴轮转，水木升而火金降，寒热易位，精神互根，自然邪去而正复，是强中御外之良规也。审其木燥而用芍药，水寒则用椒、姜，气弱则加黄芪，血虚则加当归，解此四法，胶饴之用，备建中立极之妙矣。

粳米 味甘，入足太阴脾、足阳明胃、手太阴肺经。入太阴而补脾精，走阳明而化胃气。培土和中，分清泌浊。生津而止渴燥，利水而通热涩。

《金匮》附子粳米汤，附子一枚，粳米半升[2]，半夏半升[3]，甘草一两，大枣十枚。治腹中寒气，雷鸣切痛，胸胁逆满，呕吐。以火虚土败，水寒木郁，肝木克脾，故腹中雷鸣而为切痛；胆木克胃，故胸胁逆满而作呕吐。粳米、甘、枣补土和中，附子驱下焦之湿寒，半夏降上脘之冲逆也。

《伤寒》桃花汤方在赤石脂，用之治少阴病，腹痛下利，小便不利，便脓血者。以土湿水寒，木郁血陷；粳米补土而和中，利水而泻湿也。

人之中气冲和，升降不反，则清阳弗陷而浊阴弗逆。中气亏损，升降倒行，清气下陷，痛坠而泄利，浊气上逆，痛满而呕吐，则冲和之地，变而为急迫之场矣。物之冲和，莫如谷气。粳米得谷气之完《素问》:稻米者完，最补中焦，而理清浊。附子粳米汤以此和平厚重之气，助其中宫；桃花汤以此和煦发达之气，益其中脘。中旺则癸水将退，而后干姜奏其回阳之效；己土将复，而后石脂成其固脱之功；阴邪欲遁，而后附子展其破寒之能；胃气欲平，而后半夏施其降逆之力。若非粳米握其中权，虽以半夏、附子之长于降浊，何足恃其前茅；干姜、石脂之善于升清，安得逞其后劲。常山率然[4]，但有首尾，未能如此呼应之灵也。

饮食入腹，是变精气。谷气化精，归于肝脾；谷精化气，归于肺胃。物

---

1 降：原作“隆”，据闽本改。
2 升：原作“斤”，据蜀本、集成本、石印本、《金匮悬解》卷十七、《金匮要略·腹满寒疝宿食病脉证治》改。
3 升：原作“斤”，据蜀本、集成本、石印本、《金匮悬解》卷十七、《金匮要略·腹满寒疝宿食病脉证治》改。
4 率然：古代传说中一种蛇的名字。

之润泽,莫过于气。气清而化津水,津旺则金润,水利则土燥。水愈利则土愈燥,而气愈清;气愈清则津愈旺,而水愈利。故止渴之法,机在益气而清金;清金之法,机在利水而燥土。以土燥则清气飘洒,津液流布,藏府被泽,是以不渴;土湿则浊气湮郁,痰涎凝结,藏府失滋,是以渴也。粳米清液淳浓,最能化气,生津清金止渴,长于利水而燥土。白虎汤方在石膏,用之治伤寒表解之热渴;石膏、知母清金而化水,粳米益气而生津也。人参白虎汤方在人参,用之治伤寒汗后之燥渴;石膏、知母清金而化水,粳米、人参益气而生津也。竹叶石膏汤方在竹叶,用之治大病差后,虚羸少气,气逆欲吐;麦冬、石膏清金而化水,粳米、人参益气而生津也。麦门冬汤方在麦冬,用之治咳,火逆上气,咽喉不利;麦冬清金而化水,粳米、人参益气而生津也。

盖非气则津不化,非津则水不生,譬之水沸而气腾焉。气上之熏泽而滋润者,津也;气下之泛洒而滴沥者,水也。使无粳米、人参益气生津之药,徒以知、膏、麦冬清金化水之品,求其止渴,断乎不能! 人之夏热饮水,肠鸣腹胀而燥渴不止者,水不化气故也。

薏苡　味甘,气香,入足太阴脾、足阳明胃经。燥土清金,利水泻湿。补己土之精,化戊土之气。润辛金之燥渴,通壬水之淋沥。最泻经络风湿,善开胸膈痹痛。

《金匮》薏苡附子散,薏苡十五两,附子十枚。杵为散,服方寸匕。治胸痹缓急者。以水土湿寒,浊阴上逆,清气郁阻,胸膈闭塞。证有缓急不同,而总属湿寒。薏仁泻湿而降浊,附子驱寒而破壅也。

薏苡附子败酱散,薏苡十分,附子二分,败酱五分。杵为散,煎服方寸匕。小便当下。治肠痈,身甲错,腹皮急,按之濡,如肿状,腹无积聚,身无热,脉数。以寒邪在腹,膏血凝涩,埋郁臭败,腐而为脓。肠气壅遏,故腹皮胀急,而状如肿满。凝瘀腐化,故腹无积聚,而按之软塌。血败不华肌腠,故皮肤甲错,而失滑泽。卫阻而非表邪,故经脉数疾,而无外热。附子破其寒郁,败酱行其脓血,薏苡泻湿而开水窍也。败酱能化脓为水,水窍既开,故自小便下。

水非气清则不利,气非土燥则不清,土非水利则不燥。欲燥其土,必利其水;欲利其水,必清其气;欲清其气,必燥其土。土居气水之交,握其生化之权,而司其清浊之任者也。薏苡一物而三善备焉,上以清气而利水,下以利水而燥土,中以燥土而清气。

盖气化于精而水化于气。薏苡精液浓厚，化气最清；气秉清肃，化水最捷。以清肃之气而行降洒之令，千支万派，尽赴溪壑。水注川渎而大泽不涸，则土处沃衍而神洲不沉，湿消而气爽，露零而木荣矣。麻杏薏苡甘草汤方在麻黄，以治风湿之病，推之凡筋挛[1]骨痛、水胀气鼓、肺痈肠疽、消渴淋痛之类，无不因湿，则薏苡之治效，固当不一而足也。

百病之来，湿居十九，悉缘于太阴脾土之阳衰也。泻湿而燥土者，未必益气清金，而利水者，未必补中。能清能燥，兼补兼泻，具抑阴扶阳之力，擅去浊还清之长，未可得于凡草常木之中也。

小麦 味甘、微苦。《素问》：肺色白，宜食苦，麦、羊肉、杏、薤皆苦。小麦是手太阴药。入足太阴脾、足阳明胃、手太阴肺经。润辛金之枯燥，通壬水之淋涩。能清烦渴，善止悲伤。

《金匮》甘麦大枣汤，甘草三两，小麦一升，大枣十枚。治妇人藏燥，悲伤欲哭，数欠伸者。以厥阴风木之气，最耗精血，风动而伤肺津，金燥则悲伤欲哭。五藏之志，在肺为悲，在肾为恐。五藏之声，在肺为哭。盖肺金燥降，则化肾水，物情喜升而恶降，升则得意而为喜，降则失意而为恐。悲者，恐之先机也。阳气将降，则生欠伸。欠伸者，阴引而下，阳引而上，未能即降也义详《灵枢·口问》。甘草培土，大枣滋乙木而息风，小麦润辛金而除燥也。此与消渴，俱厥阴病。

小麦粥生津止渴，除烦泻热。白术散方在白术，用之治心烦作呕，以其清心而除烦也。枳实芍药散方在枳实，用之治痈脓，以其泻热而除湿也。

大麦 味甘、酸，性滑，入足阳明胃、手太阴肺经。利水消疸[2]，止渴生津。

《金匮》硝矾散方在硝石，用之治女黑疸，以其利水而泻湿也。白术散方在白术，用之治妊娠作渴，以其润肺而生津也。

大麦粥利水泻湿，生津滑燥，化谷消胀，下气宽胸，消中有补者也。

神曲 味辛、甘，入足太阴脾经。化谷消痰，泻满除癥。

《金匮》薯蓣丸方在薯蓣，治虚劳百病，以其调中而消滞也。

神曲辛烈之性，化宿谷停痰，磨鞕块坚积，疗胀满泄利，化产后瘀血。

---

1 挛：原作"孪"，据闽本改。
2 疸：原作"疽"，据闽本改。

炒研用。

吴茱萸 味辛、苦，性温，入足阳明胃、足太阴脾、足厥阴肝经。温中泻湿，开郁破凝。降浊阴而止呕吐，升清阳而断泄利。

《伤寒》吴茱萸汤，吴茱萸一升，人参三两，生姜六两，大枣十二枚。治阳明伤寒，食谷欲呕者。胃气顺降，则纳而不呕；胃气逆升，则呕而不纳。人参、大枣培土而补中，吴茱萸、生姜温胃而降逆也。治厥阴病，干呕吐涎沫，头痛者。以土虚木郁，中气被贼，胃逆不降，浊气上冲，是以头痛干呕；湿气凝瘀，是以常吐涎沫。人参、大枣培土而补中，茱萸、生姜降逆而疏木也。治少阴病，吐利，手足厥冷，烦躁欲死者。以寒水侮土，脾陷胃逆，则吐利兼作；中气亏败，四肢失温，则手足厥冷；坎阳离根，散越无归，则烦躁欲死。人参、大枣培土而补中，茱萸、生姜降逆而升陷也。《金匮》治呕而胸满者。以中虚胃逆，浊气冲塞，故呕而胸满。人参、大枣培土而补中，茱萸、生姜降逆而泻满也。

《伤寒》当归四逆加吴茱萸生姜汤，当归、芍药、桂枝、通草各三两，细辛、甘草各二两，大枣十五枚，吴茱萸一升，生姜半斤。水六升，清酒六升，合煮，分三服。治厥阴病，手足厥冷，脉细欲绝，内有久寒者。以土主四肢，而手足之温暖，经脉之充畅者，赖厥阴乙木之力。以乙木性温，藏营血而孕君火，灌经络而主肢节也。积寒内瘀，肝血冷涩，不能四运，故肢寒而脉细。当归四逆补营血而通经脉，茱萸、生姜温寒凝而行阴滞也。

《金匮》温经汤，当归、阿胶、芍药、川芎、桂枝、丹皮、人参、甘草、干姜各二两，半夏、麦冬各一升，吴茱萸三两。水一斗，煮三升，分温三服。亦主妇人少腹寒，久不受胎。兼崩中去血，或月水来过多，或至期不来。治妇人带下，下利不止，暮即发热，腹满里急，掌热口干。以曾半产，瘀血在腹，阻隔清阳升达之路，肝脾郁陷，故腹满里急；风木疏泄，故带下泄利；君火上逆，故手掌烦热、唇口干燥；暮而阳气不藏，是以发热。归、阿、芍药养血而清风，丹、桂、芎䓖破瘀而疏木，半夏、麦冬降逆而润燥，甘草、人参补中而培土，茱萸、干姜暖肝而温经也。

吴茱萸辛燥之性，泻湿驱寒，温中行滞，降胃逆而止呕吐，升脾陷而除泄利，泻胸膈痞满，消脚膝肿痛，化寒痰冷饮，去嗳腐吞酸，逐经脉关节一切冷痹，平心腹胸首各种寒痛，熨胁腹诸症，杀藏府诸虫，医霍乱转筋，疗疝气痛坠。

热水洗数次用。

蜀椒 味辛,性温,入足阳明胃、足厥阴肝、足少阴肾、足太阴脾经。暖中宫而温命门,驱寒湿而止疼痛。最治呕吐,善医泄利。

《金匮》大建中汤方在胶饴,用之治心腹寒疼,以寒水而凌火土,蜀椒胜寒水而补火土也。乌头赤石脂丸方在乌头,用之治心痛彻背,背痛彻心,以肾邪而贼心君,蜀椒益君火而逐阴邪也。升麻鳖甲汤方在鳖甲,用之治阳毒,咽喉痛,吐脓血,以表邪而郁肝火,蜀椒开腠理而泻毒汁也。王不留行散方在王不留行,用之治病金疮,以血亡而泻温气,蜀椒温肝脾而暖血海也。《伤寒》乌梅丸方在乌梅,用之治厥阴蛔厥,以蛔避寒湿而居膈上,蜀椒温寒而驱蛔虫也。《金匮》白术散方在白术,用之养妊娠胎气,以胎遇寒湿,则伤殒坠,蜀椒燥湿土而温水也。

蜀椒辛温下行,降冲逆而驱寒湿,暖水土而温中下,消宿食停饮,化石水坚癥,开胸膈痹结,除心腹寒疼,止呕吐泄利,疗黄疸水肿,坚齿发,暖腰膝,开腠理,通关节,行血脉,除肿痛,缩小便,下乳汁,破瘀血,杀蛔虫。

去目及闭口者,炒去汗用。

椒目泻水消满。《金匮》己椒苈黄丸方在防己,用之治肠间有水气,腹满者,以其泻水而消胀也。

椒目下气,善治耳鸣盗汗。

干姜 味辛,性温,入足阳明胃、足太阴脾、足厥阴肝、手太阴肺经。燥湿温中,行郁降浊。补益火土,消纳饮食。暖脾胃而温手足,调阴阳而定呕吐。下冲逆而平咳嗽,提脱陷而止滑泄。真武汤加减:下利者,去芍药,加干姜。

《伤寒》干姜附子汤,干姜一两,生附子一枚。治太阳伤寒,下后复汗,昼日烦躁不得眠,夜而安静,不呕不渴,脉沉,无表证,身无大热者。以火土俱败,寒水下旺,微阳拔根,不得宁宇。干姜温中以回脾胃之阳,附子暖下以复肝肾之阳也。

柴胡桂姜汤,柴胡半斤,黄芩三两,甘草二两,桂枝三两,苦蒌根四两,干姜三两。治少阳伤寒,汗后复下,胸胁满结,小便不利,渴而不呕,但头汗出,心烦,往来寒热。以汗下伤其中气,土败木郁,不能行水,故小便不利;胆胃上逆,经气缠迫,故胸胁满结;相火升炎,发为烦渴;而表病未解,故往来寒热。柴胡疏甲木之滞,桂枝达乙木之郁,牡蛎消胸胁之满结,苦蒌润心肺之烦躁,姜、甘温中而补土也。

干姜芩连人参汤,干姜、人参、黄芩、黄连各三两。治厥阴病,本自寒下,医复吐下之，寒格，更逆吐下。以中气虚寒，脾陷为利，相火升炎，而生上热。芩、连清泻君相以除烦热，参、姜温补脾胃以止吐利也。

《金匮》姜甘苓术汤，干姜、甘草各二两，茯苓、白术各二两[1]。治肾着，身重腹重，腰中冷痛，如坐水中，小便自利，饮食如故。以身劳汗出，衣里冷湿，浸淫经络，以犯肾藏。肾位于腰，故腰中冷痛。苓、术利水而泄湿，姜、甘温中而培土也。

《伤寒》甘草干姜汤方在甘草，治伤寒汗后，烦躁吐逆；《金匮》桂枝人参汤方在人参，治胸痹心痞，胁下抢心；理中丸方在人参，治霍乱吐利；《伤寒》甘草泻心汤方在半夏，治伤寒下后，心下痞鞕，干呕心烦，雷鸣下利；半夏泻心汤方在半夏，治少阳下后，心下痞满；黄连汤方在黄连，治太阴腹痛，欲作呕吐；桃花汤方在粳米，治少阴腹痛，下利脓血；《金匮》大建中汤方在胶饴，治心胸寒痛，呕不能食；胶姜汤方在阿胶，治妇人陷经，漏下黑色；温经汤方在茱萸，治妇人带下，下利不止。皆用之，以温脾胃而止呕吐也。

桂苓五味甘草去桂加干姜细辛汤，茯苓四两，五味半升，甘草、干姜、细辛各三两。治痰饮，咳逆胸满。以中虚胃逆，肺气郁阻，是以咳满，姜、辛破壅而降逆也。

《伤寒》小柴胡汤方在柴胡，治少阳伤寒，咳者，去人参、大枣、生姜，加五味、干姜；四逆汤方在甘草，治少阴病，四逆腹痛，咳者，加五味、干姜；真武汤方在茯苓，治少阴病，腹痛下利，咳者，加五味、辛、姜，姜、辛、五味善下气逆而治咳满；小青龙汤方在麻黄，治伤寒，心下有水气，干呕，发热而咳；厚朴麻黄汤方在厚朴，治咳而脉浮者。皆用之，以其下冲而降逆也。

火性炎上，有戊土以降之，则离阴下达而不上炎；水性润下，有己土以升之，则坎阳上达而不下润。戊己旋转，坎离交互，故上非亢阳而不至病热，下非孤阴而不至病寒。中气既衰，升降失职，于是水自润下而病寒，火自炎上而病热。戊土不降，逆于火位，遂化火而为热，己土不升，陷于水位，遂化水而为寒，则水火分离，戊土燥热而己土湿寒者，其常也。而戊土之燥热，究不胜己土之湿寒。盖水能胜火，则寒能胜热，是以十人之病，九患

---

1 干姜、甘草各二两，茯苓、白术各二两：诸本均同。《金匮悬解》卷二作"干姜四两，甘草二两，茯苓四两，白术二两"，《金匮要略·五藏风寒积聚病脉证并治》作"甘草、白术各二两，干姜、茯苓各四两"。

寒湿而不止也。干姜燥热之性,甚与湿寒相宜,而健运之力,又能助其推迁,复其旋转之旧。盖寒则凝而温则转,是以降逆升陷之功,两尽其妙。仲景理中用之,回旋上下之机,全在于此,故善医泄利而调霍乱。凡咳逆鼽喘、食宿饮停、气膨水胀、反胃噎膈之伦,非重用姜苓,无能为功;诸升降清浊、转移寒热、调养脾胃、消纳水谷之药,无以易此也。

五藏之性,金逆则生上热,木[1]陷则生下热。吐衄呕哕、咳嗽喘促之证,不无上热;崩漏带浊、淋涩泄利之条,不无下热。而得干姜,则金降木升,上下之热俱退,以金逆而木[2]陷者,原于中宫之湿寒也。干姜温中散寒,运其轮毂[3],自能复升降之常,而不至于助邪。其上下之邪盛者,稍助以清金润木之品,亦自并行而不悖。若不知温中,而但清上下,则愈清愈热,非死不止!此庸工之遗毒,而千载之奇冤,不可不辨也。

血藏于肝,而原于脾。调肝畅脾,暖血温经[4]。凡女子经行腹痛,陷漏紫黑,失妊伤胎,久不产育者,皆缘肝脾之阳虚,血海之寒凝也。悉宜干姜,补温气而暖血海。

温中略炒用,勿令焦黑。

生姜 味辛,性温,入足阳明胃、足太阴脾、足厥阴肝、手太阴肺经。降逆止呕,泻满开郁。入肺胃而驱浊,走肝脾而行滞。荡胸中之瘀满,排胃里之壅遏。善通鼻塞,最止腹痛。调和藏府,宣达营卫。行经之要品,发表之良药。

《伤寒》生姜泻心汤,生姜四两,人参三两,甘草三两,大枣十二枚,干姜一两,半夏半升,黄芩三两,黄连一两。治太阳伤寒,汗出表解,胃中不和,干噫食臭,心下痞鞕,胁下有水气,腹中雷鸣下利者。以汗后中气虚寒,水谷不消,胃逆脾陷,土木皆郁。脾陷而贼于乙木,则腹中雷鸣而下利;胃逆而迫于甲木,则心下痞鞕而噫臭。甲木化气于相火,君相皆升,必生上热。参、甘、姜、枣温补中气之虚寒,黄连、黄芩清泻上焦之郁热,半夏、生姜降浊气

---

1 木:原作"水",据集成本、石印本、下文"金降木升"改。
2 木:原作"水",据集成本、石印本、上文"金降木升"改。
3 毂(gǔ 谷):车轮中间,车轴贯入处之圆木,借以凑辐者。《说文解字》:"毂,辐所凑也。"
4 调肝畅脾,暖血温经:诸本均同,据上下文义,疑其上脱"干姜"二字。

之冲逆,消痞鞭而止哕噫也。

黄芩加半夏生姜汤方在半夏,治太阳少阳合病,下利而作呕者;黄芩汤方在黄芩,治太少之下利,加半夏、生姜,降胃逆而止呕也。

《金匮》生姜半夏汤,生姜一斤,半夏半升。治病人胸中似喘非喘,似呕非呕,似哕非哕,心中溃溃然无奈者。以肺胃上逆,浊气熏冲,胸膈郁烦,不可名状。生姜、半夏降逆气而扫瘀浊也。

《伤寒》真武汤方在茯苓,治少阴病,腹痛下利,呕者,去附子,加生姜足前成半斤;通脉四逆汤方在甘草,治少阴病,下利清谷,脉微欲绝,呕者,加生姜二两;《金匮》理中丸[1]方在人参,治霍乱吐利,吐多者,去术,加生姜二两。以中郁胃逆,故作呕吐。生姜降胃逆而豁郁浊,善止呕吐也。

《伤寒》当归四逆加吴茱萸生姜汤方在吴茱萸,治厥阴伤寒,手足厥冷,脉细欲绝,内有久寒者。以肝司营血,久寒在肝,营血冷涩不行。当归四逆补营血而通经脉,吴茱萸、生姜温寒凝而行瘀涩也。

新加汤方在人参,治伤寒汗后,身疼痛,脉沉迟者,桂枝加人参三两,芍药、生姜各一两。以经络寒涩,生姜温血海而行经脉也。

《金匮》当归生姜羊肉[2]汤方在当归,治寒疝,腹胁痛,里急,并产后腹痛,寒多者,加生姜一斤。厚朴七物汤方在厚朴,治腹满痛,寒多者,加生姜半斤。生姜温中寒而止腹痛,力逊干姜,然亦有良效也。

人身之气,清阳左升于肝脾,浊阴右降于肺胃。胃土冲和,气化右转,则辛金清降,息息归根,壬水顺行,滴滴归源,雾露洒陈,津液流布,下趣[3]溪壑,川渎注泻,是以下不虚空而上不壅满。肺胃不降,则气水俱逆,下之膀胱癃闭,溲尿不行,上之胸膈堙塞,津液不布,于是痰饮喘嗽、恶心呕哕之病生焉。生姜疏利通达,下行肺胃而降浊阴,善止呕哕而扫瘀腐,清宫除道之力最为迅捷。缘肺胃主收,收令不旺,则逆行而病堙塞。生姜开荡堙塞,复其收令之常,故反逆而为顺也。本为泻肺之品,泻其实而不至损

1 《金匮》理中丸:诸本均同。理中丸,《金匮悬解》《金匮要略》均不载,载于《伤寒悬解》卷十三、《伤寒论·辨霍乱病脉证并治》),故《金匮》当作《伤寒》。
2 羊肉:原脱,诸本均同,据本书卷二当归释文、《金匮悬解》卷十七、《金匮要略·腹满寒疝宿食病脉证治》补。
3 趣:通"趋"。《诗经·大雅·棫朴》:"左右趣之。"《传》:"趣,趋也。"

其虚,循良之性,尤可贵焉。

气盛于肺胃,而实本于肝脾,血中之温气,肺气之根也。阳气初生于乙木之中,未及茂长,是以肝脾之气,易病抑郁。生姜辛散之性,善达肝脾之郁,大枣气质醇浓,最补肝脾,而壅满不运,得生姜以调之,则精液游溢,补而不滞。桂枝汤方在桂枝,用之于甘枣桂芍之中,既以和中,又以发表。凡经络凝涩,沉迟结代,宜于补益营卫之品加生姜以播宣之,则流利无阻。炙甘草、新加汤、当归四逆皆用之,以温行经络之瘀涩也。

半夏 味辛,气平,入手太阴肺、足阳明胃经。下冲逆而除咳,降浊阴而止呕吐。排决水饮,清涤涎沫。开胸膈胀塞,消咽喉肿痛。平头上之眩晕,泻心下之痞满。善调反胃,妙安惊悸。

《伤寒》半夏泻心汤,半夏半斤[1],人参、甘草、干姜、黄芩、黄连各三两,大枣十二枚。治少阳伤寒,下后心下痞满而不痛者。以中气虚寒,胃土上逆,迫于甲木,经气结涩,是以作痞。少阳之经,循胃口而下胁肋,随阳明而下行,胃逆则胆无降路,故与胃气并郁于心胁。甲木化气于相火,君相同气,胃逆而君相皆腾,则生上热。参、甘、姜、枣温补中脘之虚寒,黄芩、黄连清泻上焦之郁热,半夏降胃气而消痞满也。《金匮》治呕而肠[2]鸣,心下痞者。中气虚寒则肠鸣,胃气上逆则呕吐也。

《金匮》大半夏汤,半夏二升,人参三两,白蜜一斤。水一斗二升,和蜜扬之二百四十遍,煮,分三服。治胃反呕吐者。以脾阳虚败,水谷不消,而土木郁陷,下窍堵塞,是以不为泄利,而为呕吐。胃以下行为顺,反而逆行,故名胃反。人参补中脘之阳,建其枢轴,白蜜润下窍之结涩,半夏降上逆之胃气也。

《伤寒》黄芩加半夏生姜汤,黄芩三两,芍药二两,甘草二两,大枣十二枚,半夏半升,生姜三两。治太阳少阳合病,下利而作呕者。黄芩汤方在黄芩,治太少之下利,加半夏、生姜,降胃逆而止呕也。

葛根加半夏汤,葛根四两,麻黄三两,桂枝二两,甘草二两,芍药二两,生姜

1　半斤:诸本均同,《伤寒悬解》卷九、《伤寒论·辨太阳病脉证并治下》均作"半升"。

2　肠:原作"腹",诸本均同,据《金匮悬解》卷十三、《金匮要略·呕吐哕下利病脉证治》改。

三两,大枣十二枚,半夏半升[1]。治太阳阳明合病,不下利,但呕者。以阳明为少阳胆木所逼,水谷莫容,已消而在下脘则为利,未消而在上脘则为呕。半夏除胃逆而止呕也。

《金匮》半夏干姜散[2],半夏、干姜等分。为散,浆水服方寸匕。治干呕,吐逆,吐涎沫。以中寒胃逆,浊阴冲塞,肺气埋郁,淫蒸涎沫。干姜温中而下冲气,半夏降逆而荡瘀浊也。

小半夏汤,半夏一升,生姜一斤。治心下有支饮,呕而不渴者。以饮居心下,阻隔胃气,故胃逆作呕,而不觉燥渴。半夏、生姜降逆气而排水饮也。

苓甘五味姜辛加半夏汤,茯苓四两,甘草三两,五味半升[3],干姜三两,细辛一两,半夏半升。治支饮,昏冒作呕,而不渴者。以饮居心下,隔其胃阳,阳升则冒,胃逆则呕。半夏驱水饮而止呕冒也。

越婢加半夏汤,麻黄六两,石膏半斤,甘草一两,生姜三两,大枣十五枚,半夏半升。治肺胀,咳喘上气,目欲[4]脱,脉浮大者。以中气虚滞,肺胃之降令素迟,一遇风寒,闭其皮毛,里郁莫泄,胃气逆升,肺壅为热,是以咳喘上气而脉浮大。此为肺胀之病,即伤风齁喘而为热者。甘、枣补其中虚,麻黄泻其皮毛,石膏清肺热,生姜、半夏降冲逆而破壅塞也。

《伤寒》半夏散,半夏、甘草、桂枝等分。为散,白饮和服方寸匕。不能服散,水煎服。治少阴病,咽痛者。以阴气上冲,因致咽痛。半夏、桂枝降其冲逆,甘草和其急迫也。

《金匮》半夏厚朴汤,半夏一升,厚朴三两,茯苓四两,生姜五两,苏叶二两。治妇人咽中如有炙脔。以湿旺气逆,血肉凝瘀。茯苓泻其湿,朴、半、姜、苏降其逆而散其滞也。

---

1 升:原作"斤",据集成本、石印本、《伤寒悬解》卷六、《伤寒论·辨太阳病脉证并治中》改。

2 散:原作"汤",诸本均同,据下文"为散",《金匮悬解》卷十三、《金匮要略·呕吐哕下利病脉证治》改。

3 升:原作"斤",据集成本、石印本、《金匮悬解》卷十四、《金匮要略·痰饮咳嗽病脉证并治》改。

4 欲:诸本均同,《金匮悬解》卷十五、《金匮要略·肺痿肺痈咳嗽上气病脉证治》均作"如"。

半夏麻黄丸[1]，半夏、麻黄等分。蜜丸。治心下悸者。以阳衰土湿，升降失政，脾陷而乙木不得直升则郁勃而为悸，胃逆而甲木不能顺降则悬虚而为惊。胃土上逆，浊阴填塞，心下更郁，经络壅涩，碍厥阴风木升达之路，是以心悸动。《素问》：胃之大络，名曰虚里，出于左乳下，其动应衣，即此谓也。惊原于魂气之虚飘，悸原于经气之阻碍。半夏降胃逆而驱浊阴，麻黄开埋郁而通络路也。

人之中气，左右回旋，脾主升清，胃主降浊。在下之气，不可一刻而不升；在上之气，不可一刻而不降。一刻不升，则清气下陷；一刻不降，则浊气上逆。浊气上逆，则呕哕痰饮皆作，一切惊悸眩晕，吐衄嗽喘，心痞胁胀，膈噎反胃，种种诸病，于是生焉，而总由于中气之湿寒。盖中脘者，气化之原，清于此升，浊于此降，四象推迁，莫不本乎是。不寒不热，不燥不湿，阴阳和平，气机自转。寒湿偏旺，气化停滞，枢机不运，升降乃反，此脾陷胃逆之根也。安有中气健运，而病胃逆者哉！

甲木下行而交癸水者，缘于戊土之降。戊土不降，甲木失根，神魂浮荡，此惊悸眩晕所由来也。二火升炎，肺金被克，此燥渴烦躁所由来也。收令不遂，清气埋郁，此吐衄痰嗽所由来也。胆胃逆行，土木壅迫，此痞闷膈噎所由来也。凡此诸证，悉宜温中燥土之药，加半夏以降之。其火旺金热，须用清敛金火之品。然肺为病标而胃为病本，必降戊土，以转火金，胃气不降，金火无下行之路也。半夏辛燥开通，沉重下达，专入胃府，而降逆气。胃土右转，浊瘀扫荡，肺府冲和，神气归根，则鹤胎龟息，绵绵不绝竭矣。

血原于藏而统于经，升于肝而降于肺。肝脾不升，则血病下陷；肺胃不降，则血病上逆。缘中脘湿寒，胃土上郁，浊气冲塞，肺金隔碍，收令不行，是以吐衄。此与虚劳惊悸，本属同原，未有虚劳之久不生惊悸，惊悸之久不生吐衄者。当温中燥土，暖水敛火，以治其本，而用半夏降摄胃气，以治其标。

庸工以为阴虚火动，不宜半夏，率以清凉滋润之法，刊诸纸素。千载一辙，四海同风。《灵枢》半夏秫米之方，治目不得瞑。在《邪客》篇。《金匮》

---

1 丸：原作"汤"，据下文"蜜丸"、闽本、《金匮悬解》卷八、《金匮要略·惊悸吐衄下血胸满瘀血病脉证治》改。

半夏麻黄之制,绝无解者。仁人同心,下士不悟,迢迢良夜,悲叹殷庐[1],悠悠苍天,此何心哉!

洗去白矾用,妊娠姜汁炒。

代赭石 味苦,气平,入足阳明胃经。降戊土而除哕噫,镇辛金而清烦热。

《伤寒》旋覆花代赭石[2]汤方在旋覆花,用之治伤寒汗吐下后,心下痞鞕,噫气不除者,以其降胃而下浊气也。滑石代赭汤方在滑石,用之治百合病,下之后者,以其降肺而清郁火也。

代赭重坠之性,驱浊下冲,降摄肺胃之逆气,除哕噫而泄郁烦,止反胃呕吐,疗惊悸哮喘。兼治吐衄崩漏、痔瘘泄利之病。

煅红醋淬,研细绵裹,入药煎。

松软者佳,坚鞕者无用。

肝脾下陷者忌之。

厚朴 味苦、辛,微温,入足阳明胃经。降冲逆而止嗽,破壅阻而定喘。善止疼痛,最消胀满。

《伤寒》桂枝加厚朴杏子汤,桂枝、芍药、生姜各三两,甘草、厚朴各二两,大枣十二枚,杏仁五十枚。治太阳伤寒,下后微喘者。下后中虚胃逆,肺金莫降,是以发喘。姜、甘、大枣和中而补土,桂枝、芍药疏木而泻热,厚朴、杏仁降逆而止喘也。《伤寒》:喘家,作桂枝汤加厚朴、杏子仁。

朴姜甘夏人参汤,厚朴一斤,生姜半斤,甘草二两,半夏半升[3],人参一两。治伤寒汗后,腹胀满者。汗后中虚胃逆,浊阴冲塞,是以胀满。人参、甘草补中而培土,朴、半、生姜泻满而消胀也。

《金匮》厚朴大黄汤,厚朴一尺,枳实四枚,大黄六两。此即小承气汤,而分两不同。治支饮胸满者。以饮居心下,肺胃郁阻,是以胸满。大黄破结而逐饮,枳、朴泻满而降逆也。

---

1 殷庐:殷,深也。《文选·叹逝赋》:"在殷忧而弗违,夫何容乎识道。"殷庐,深室也。

2 石:原脱,据闽本、蜀本、集成本补。

3 升:原作"斤",据蜀本、集成本、石印本、《伤寒悬解》卷四、《伤寒论·辨太阳病脉证并治中》改。

厚朴三物汤，厚朴八两，枳实五枚，大黄四两。此亦小承气汤，而分两不同。二方皆君厚朴。治腹满而便闭者。以滞气搏结，闭塞不通。枳、朴行滞而止痛，大黄破结而开塞闭也。

厚朴七物汤，厚朴半斤，枳实五枚，大黄二两，桂枝二两，甘草三两，生姜五两，大枣十枚。治腹满痛，发热，脉浮而数，饮食如故者。以外感风邪，经府皆郁。经气不泄，故发热脉数；府气不通，故腹满而痛。甘、枣、桂、姜达郁而解外，枳、朴、大黄泻满而攻里也。

厚朴麻黄汤，厚朴五两，小麦一升，麻黄四两，石膏如鸡子大，杏仁半升，干姜二两，半夏半升，细辛二两，五味半升。治咳而脉浮者。以中脘不运，皮毛不[1]合，肺胃郁阻，浊气莫泄。麻黄发表而散寒，小麦、石膏清肺而润燥，朴、杏、半夏、姜、辛、五味降逆而止咳也。

大小承气汤方在大黄、半夏厚朴汤方在半夏、枳实薤白桂枝汤方在枳实、王不留行散[2]方在王不留行皆用之，以其降浊而行滞也。

厚朴苦辛下气，善破壅塞而消胀满，下冲逆而定喘，疏通郁迫，和解疼痛，除反胃呕吐，疗肠滑泄利，消宿食停水，调泄秽吞酸，止肠胃雷鸣，平霍乱转筋，下冲消滞之物也。

去皮，姜汁炒。

枳实　味苦、酸、辛，性寒，入足阳明胃经。泻痞满而去湿，消陈宿而还清。

《金匮》枳术汤，枳实七枚，白术二两。煎，分三服。腹中软，即当散。治心下坚，大如盘，边如旋杯，水饮所作。以水停中脘，胃气郁阻，胆经隔硋，不得下行，痞结心下，坚鞭不消。枳实泻水而消痞，白术燥土而补中也。

枳实薤白桂枝汤，枳实四枚，厚朴四两，苦蒌一枚，薤白半斤，桂枝一两。治胸痹心痞，胸中满结，胁下抢心。以胆胃上逆，胸膈填塞。枳、朴、薤白破壅塞而消痹结，苦蒌、桂枝涤浊瘀而下冲逆也。

《伤寒》枳实栀子汤，枳实三枚，栀子十四枚，香豉一两。清浆水煎，分二服，覆令微似汗。治大病差后，劳复者。大病新差，中气尚弱，因劳而复。浊阴

1　不：原作"外"，据闽本、蜀本、集成本改。
2　散：原作"汤"，诸本均同，据本书卷二王不留行释文、《金匮悬解》卷十九、《金匮要略·疮痈肠痈浸淫病脉证并治》改。

上逆,中宫堙塞,经郁热作。枳实降浊而消滞,栀子泻热而清烦,香豉和中[1]而散郁也。

《金匮》枳实芍药散,枳实、芍药等分。为散,服方寸匕,日三服。并主痈脓,以大麦粥下之。治产后腹痛,烦满不得卧。以产后血亡肝燥,风木克土,是以腹痛。肝脾郁结,则胆胃壅塞,而生烦满。芍药清风而止痛,枳实泻满而除烦也。

栀子大黄汤方在栀子,用之治伤寒下后心烦腹满者,治酒疸懊憹热痛者;橘枳生姜汤方在橘皮,用之治胸中痹塞,短气;桂姜枳实汤方在桂枝,用之治心中痞塞悬痛;大小承气汤二方在大黄,用之治阳明胃燥便难。皆以其泻痞满而破壅塞也。

枳实酸苦迅利,破结开痹,泻痞消满,除停痰留饮,化宿谷坚癥;涤荡菀陈,功力峻猛,一切腐败壅阻之物,非此不消。

麸炒黑,勿令焦,研用。

栀子 味苦,性寒,入手少阴心、足太阴脾、足厥阴肝、足太阳膀胱经。清心火而除烦郁,泻脾土而驱湿热。吐胸膈之浊瘀,退皮肤之熏黄。

《伤寒》栀子干姜汤,栀子十四枚,干姜二两。煎,分三服。得吐,止后服。治太阳伤寒,大下后,身热不去,微烦者。大下败其中气,浊阴上逆,瘀生腐败,阻隔君火,身热心烦。干姜降逆而温中,栀子吐浊瘀而除[2]烦热也。

栀子厚朴汤,栀子十四枚,厚朴四两,枳实四枚。煎,分二服。得吐,止后服。治伤寒下后,心烦腹满,卧起不安者。以下伤土气,中脘郁满,阳明不降,浊阴上逆,陈菀填塞,阻隔君火,烦躁不宁。枳、朴泻满而降逆,栀子吐浊瘀而除烦也。

栀子香豉汤,栀子十四枚,香豉四两。煎,分二服。得吐,止后服。治伤寒汗下后,烦热,胸中窒者。汗下败其中气,胃土上逆,浊气填瘀,君火不得下行,故心宫烦热,胸中窒塞。香豉调中而开窒,栀子扫浊瘀而除烦热也。治阳明伤寒,下后胃中空虚,客气动膈,心中懊憹,舌上胎者。下伤胃气,

---

1 中:原作"平",据闽本、蜀本改。
2 除:原作"降",诸本均同,据下文"栀子吐浊瘀而除烦也""栀子扫浊瘀而除烦热也""栀子苦寒,清心火而除烦热"改。

浊阴逆上，客居胸膈，宫城不清，故生懊憹。香豉和中而下气，栀子涌浊瘀而清懊憹也。治厥阴病，利后虚烦，按之心下濡者。香豉和中而泻湿，栀子决浊瘀而清虚烦也。

栀子甘草香豉汤，栀子十二枚，香豉四两，甘草二两。煎，分二服。得吐，止后服。治伤寒汗吐下后，虚烦不得眠，剧则反复颠倒，心中懊憹此栀子香豉证而少气者。香豉、甘草调胃而补中气，栀子涤浊瘀而清虚烦也。

栀子生姜香豉汤，栀子十二枚，香豉四两，生姜五两。煎，分二服。得吐，止后服。治伤寒汗吐下后，虚烦不得眠，剧则反复颠倒，心中懊憹此栀子香豉证而呕者。香豉、生姜降逆而止呕吐，栀子荡浊瘀而清虚烦也。

栀子檗皮汤，栀子十五枚，甘草一两，黄檗皮一两。治太阴伤寒，发热身黄者。湿在经络，郁而不泻，则发热身黄。甘草、檗皮补中而清表热，栀子泻湿而退身黄也。

《金匮》栀子大黄汤，栀子十四枚，香豉一升，枳实五枚，大黄三两。治酒疸，心中懊憹，或热痛者。酒疸湿热郁蒸，故心懊憹。甲木冲击，故生热痛。香豉、枳、黄降浊而泻热，栀子清心而除懊憹也。

茵陈蒿汤方在茵陈，治太阴病，身黄腹满，小便不利者谷疸同此。大黄硝石汤方在大黄，治黄疸腹满，小便不利者。皆用之以清乙木之郁蒸，泻膀胱之湿热也。

栀子苦寒，清心火而除烦热。烦热既去，清气下行，则浊瘀自涌。若热在膀胱，则下清水道，而开淋涩。盖厥阴乙木，内孕君火，膀胱之热，缘乙木之遏陷，亦即君火之郁沦也。善医黄疸者，以此。

香豉 味苦、甘，微寒，入足太阴脾经。调和藏府，涌吐浊瘀。

仲景《伤寒》栀子香豉汤方在栀子，用之治伤寒汗下后，烦热，胸中窒者；土湿胃逆，浊瘀凝塞，香豉扫浊瘀而开凝塞也。治伤寒汗吐下后，虚烦不得眠，剧则反复颠倒，心中懊憹者；以腐败壅塞，浊气熏冲，香豉涌腐败而清宫城也。瓜蒂散方在瓜蒂，用之治胸中塞瘀，心中痞鞕，气冲咽喉不得息；以寒瘀胶塞，阻碍气道，香豉荡腐物而清胸膈也。《金匮》栀子大黄汤方在栀子，用之治酒疸，心中懊憹热痛；以湿热熏冲，心君郁痞，香豉排菀陈而宁神宇也。

香豉调和中气，泻湿行瘀，扫除败浊。宿物失援，自然涌吐，实非吐剂。肃清藏府，甚有除旧布新之妙。

瓜蒂 味苦，性寒，入足阳明胃、足太阴脾经。利水而泻湿淫，行瘀而涌腐败。

《伤寒》瓜蒂汤，瓜蒂二十枚。水一升，煎五合，顿服之。治太阳中暍，身热痛重，而脉微弱¹。以夏月汗出，浴于冷水，水入汗孔，而行皮中。窍隧冷闭，郁遏阳火，而生内热。壮火伤气，故脉微弱。瓜蒂决皮中之冷，开窍而泻热也。

瓜蒂散，瓜蒂一分，赤小豆一分。为散，取一钱匕，以香豉一合，用热汤煮作稀糜，去滓，取汁和散，温服取吐。不吐，加之，得快吐乃止。治胸有寒瘀，病如桂枝证，头不痛，项不强，寸脉微浮，心中痞鞕，气上冲咽喉，不得息者。以胃土上逆，硋胆经降路，二气相迫，结于胃口，故心下痞鞕。降路梗塞，则肺气逆冲，咽喉阻闭。肺气郁遏淫蒸，而化痰涎，隧道皆填，是以胸膈壅闷，不得喘息。小豆、香豉行其瘀浊，瓜蒂涌其痰涎也。治厥阴病，邪结胸中，心下烦，饥不能食，手足厥冷，脉乍紧者。以痰涎在胸，郁阻肺气，不得四达，瓜蒂涌痰涎以通气道也。治宿食在上脘者。宿食上停，浊气不降，郁闷懊憹，头痛发热，其状甚似外感，瓜蒂涌之，则浊降而病除也。

瓜蒂苦寒，泻水涤痰，涌吐腐败，以清气道；荡宿食停饮，消水肿黄疸；通脑闷鼻齆，止咳逆齁喘；湿热头痛，风涎喉阻，一切癫痫蛊胀之病皆医。

亡血家忌之。

蜀漆 味苦、辛，性寒，入足阳明胃、足太阴脾、足少阳胆经。荡浊瘀而治痎疟，扫腐败而疗惊狂。

《金匮》蜀漆散²，蜀漆、云母、龙骨等分。为散，未发前浆水服半钱匕。温疟加蜀漆半分³，临发时服一钱匕。治牝疟多寒者。寒湿之邪，客于少阳之部，郁遏阳气，不得外达。阳气发于阴邪之内，重阴闭束，莫能透越，鼓搏振摇，则生寒战。阳郁热盛，透围而出，是以发热。阳气蓄积，盛而后发，故至期病作，应如潮信。阳旺则蓄而即盛，故日与邪争；阳衰则久而方振，故间日而作。阳进则一郁即发，锐气倍常，故其作日早；阳退则闭极方通，渐至困

---

1 太阳中暍……而脉微弱：并载于《伤寒论》《金匮要略》。《伤寒悬解》卷十三释文："《金匮》以瓜蒂吐之，是定法也。"上文"《伤寒》瓜蒂汤"，本此。

2 散：原作"汤"，诸本均同，据下文"为散……服一钱匕"、《金匮悬解》卷五、《金匮要略·疟病脉证并治》改。

3 分：原作"钱"，诸本均同，据上文"等分"、《金匮悬解》卷五、《金匮要略·疟病脉证并治》改。

乏,故其作日晏。作之日早,则邪退日速;作之日晏,则邪退日迟。作晏而退迟者,阳衰不能遽发,是以寒多。阳败而终不能发,则绝寒而无热矣。云母泻其湿寒,龙骨收其腐败,蜀漆排决[1]陈宿,以达阳气也。

《伤寒》救逆汤方在龙骨,用之治伤寒火劫,亡阳惊狂,起卧不安者;以阳亡湿动,君相离根,浊阴上填,心宫胶塞,蜀漆除道而清君侧也。

蜀漆苦寒疏利,扫秽行瘀,破坚化积,清涤痰涎,涌吐垢浊,是以善医痎疟惊狂之病。

洗去腥用。

藜芦 味苦、辛,性寒,入足阳明胃、手太阴肺经。涌胸膈之痰涎,定皮肤之瞤惕。

《金匮》藜芦甘草汤,藜芦、甘草。原方失载。治病人手指臂肿动,身体瞤瞤者。以手之三阴自胸走手,手之三阳自手走头,经气郁遏,故结而为肿,郁而为动。郁极则身体瞤动,不但指臂而已。此缘胸有瘀浊,阻隔经气往来之路,是以如此。甘草培其中气,藜芦吐其瘀浊,以通经气也。

藜芦苦寒毒烈,善吐浊痰,兼治疥癣,杀诸虫,点痣,去瘜肉。

升麻 味辛、苦、微甘,性寒,入手阳明大肠、足阳明胃经。利咽喉而止疼痛,消肿毒而排脓血。

《金匮》升麻鳖甲汤,升麻二两,鳖甲手掌大一片,甘草二两,当归一两,雄黄五钱,蜀椒一两。水四升,煎一升,顿服。治阳毒为病,面赤斑斑如锦文,咽喉痛,吐脓血。阳毒之病,少阳甲木之克阳明也。手足阳明,皆行于面,少阳甲木,从相火化气,火之色赤,故面见赤色。足阳明之脉,循喉咙而入缺盆,胆胃壅迫,相火瘀蒸,故咽喉痛而吐脓血。其病五日可治,七日不可治。升麻、甘草清咽喉而缓急迫,鳖甲、当归消凝瘀而排脓血,雄黄、蜀椒泻湿热而下逆气也。

升麻鳖甲去雄黄蜀椒汤,升麻二两,鳖甲手掌大一片,甘草二两,当归一两。治阴毒为病,面目青,身痛如被杖,咽喉痛。阴毒之病,厥阴乙木之克太阴也。厥阴乙木,开窍于目,木之色青,故面目青。脾主肌肉,足太阴之脉,上膈而挟咽,肝脾郁迫,风木冲击,故身及咽喉皆痛。升麻、甘草清咽喉而缓急迫,鳖甲、当归破结滞而润风木也。

---

1 决:原作"次",据闽本、蜀本、集成本、石印本改。

阳毒、阴毒,病在肝胆,而起于外邪,非风寒束闭,郁其藏府,不应毒烈如是。升麻清利咽喉,解毒发汗,表里疏通,是以奏效也。

《伤寒》麻黄升麻汤方在麻黄,用之治厥阴病,咽喉不利,吐脓血,以其清咽喉而排脓血也。

升麻辛凉升散,清利咽喉,解肌发表,善治风寒侵迫,咽喉肿痛,呕吐脓血之病。最能解毒,一切蛊毒邪秽之物,入口即吐。避疫疠烟瘴之气,断泄利遗带之恙,止吐衄崩淋诸血。消痈疽热肿,平牙根臭烂,疗齿疼,医口疮,胥有良效。

手阳明自手走头,足阳明自头走足,二经升降不同。升麻升提之性,入手阳明为顺,入足阳明为逆。咽喉之病,以及口舌牙齿,其位在上,须用升麻而加清降之药,自高下达,引火归根。若足阳明他病,悉宜降药,不宜升麻,惟用于涌吐方中乃可。后世庸工,以之升提足阳明胃府清气。足阳明顺下则治,逆上则病,何可升乎!

葛根 味甘、辛,性凉,入足阳明胃经。解经气之壅遏,清胃府之燥热。达郁迫而止利,降冲逆而定喘。

《伤寒》葛根汤,葛根四两,麻黄、桂枝、芍药、甘草各二两,大枣十二枚,生姜二两。治伤寒太阳阳明合病,项背强,无汗恶风[1]者。阳明胃经,自头走足,行身之前。背者,胸之府也《素问》语。太阳经病不解,内侵阳明,阳明郁遏,不得顺降,冲逆胸膈,胸膈莫容,遂后壅于项背,故项背强直、不柔。寒闭皮毛,故无汗恶风。姜、甘、大枣利中宫而补土,桂枝、芍药达凝郁而泻热,麻黄散太阳之寒,葛根解阳明之郁也。治太阳与阳明合病,自下利者。以经气郁遏,则府气壅迫,不能容受,未消之食必至上呕,已化之谷必至下利。麻黄发表而泻郁遏,葛根疏里而达壅迫也。又治太阳病,欲作刚痓,无汗而小便反少,气上冲胸,口噤不得语者。以过汗亡津,筋脉不柔,复感寒邪,闭其皮毛,则病刚痓。足阳明脉循上齿,手阳明脉循下齿,筋脉燥急,故口噤不开。麻黄泻闭而散寒,葛根降逆而润燥也。

桂枝加葛根汤,桂枝三两,芍药、甘草各二两,大枣十二枚,生姜三两,葛根四两。煎服。治太阳阳明合病,项背强,汗出恶风者。风泄皮毛,故汗出恶风。

---

1 风:原作"寒",诸本均同,据下文"寒闭皮毛,故无汗恶风"、《伤寒悬解》卷六、《伤寒论·辨太阳病脉证并治中》改。

桂、芍泻太阳而达营郁，葛根解阳明而降气逆也。

葛根黄连黄芩汤，葛根半斤，黄连一两，黄芩二两，甘草二两。治太阳中风下后，下利脉促，喘而汗出者。以下伤中气，脾陷为利，胃逆为喘。上热郁生，窍开汗出。连、芩清君相之火，葛根降阳明之逆也。

《金匮》竹叶汤方在竹叶，用之治产后中风，发热面赤，喘而头痛。以胃气上逆，肺郁生热，故气喘头痛而发热面赤。葛根清胃而降逆也。

奔豚汤方在甘李根白皮，用之治奔气上冲胸，腹痛，往来寒热。以风木勃发，则生烦躁。生葛清风而润燥，泻热而除烦也。

葛根辛凉下达，除烦泻热，降阳明经府之郁。经府条畅，上脘之气不逆，则下脘之气不陷，故呕泄皆医。生津止渴，清金润燥，解阳明郁火，功力尤胜。

作粉最佳。鲜者，取汁用甚良。

赤石脂 味甘、酸、辛，性涩，入手少阴心、足太阴脾、手阳明大肠经。敛肠胃而断泄利，护心主而止痛楚。

《伤寒》桃花汤，干姜三两，粳米一升，赤石脂一斤、用一半研末。水七升，煮米熟，去渣，温服七合，入赤石脂末方寸匕。治少阴病，腹痛下利，小便不利，便脓血者。以水土湿寒，脾陷肝郁，二气逼迫，而腹为之痛。木愈郁而愈泄，水道不通，则谷道不敛，膏血脱陷，凝瘀腐败，风木摧剥，而下脓血。粳米补土而泻湿，干姜温中而驱寒，石脂敛肠而固脱也。

赤石脂禹余粮汤，赤石脂一斤，禹余粮一斤。治伤寒下利不止，利在下焦，服理中汤，利益甚者。己土湿陷，庚金不敛，则为泄利。而己土湿陷之利，其病在中，理中可愈；庚金不敛之利，其病在下，理中不能愈。石脂、余粮涩滑而断泄利也。

乌头赤石脂丸方在乌头，用之治心痛彻背，以其保宫城而护心君也。

赤石脂酸收涩固，敛肠住泄，护心止痛，补血生肌，除崩收带，是其所长。最收湿气，燥脾土，治停痰吐水之病。更行瘀涩，破凝滞，有催生下衣之能。兼医痈疽、痔瘘、反胃、脱肛之证。

禹余粮 味甘，微寒，入足太阴脾、足少阴肾、足厥阴肝、手阳明大肠经。止小便之痛涩，收大肠之滑泄。

《伤寒》禹余粮丸原方失载，治汗家重发汗，恍惚心乱，小便已阴痛者。以发汗太多，阳亡神败，湿动木郁，水道不利，便后滞气梗涩，尿孔作痛。禹余粮甘寒收涩，秘精敛神。心火归根，坎阳续复，则乙木发达，滞开而痛止矣。

赤石脂禹余粮汤方在石脂，用之治大肠滑脱，利在下焦者，以其收湿而敛肠也。

禹余粮敛肠止泄，功同石脂。长于泻湿，达木郁而通经脉，止少腹骨节之痛，治血崩闭经之恙，收痔瘘失血，断赤白带下。

煎汤，生研作丸、散、煅红、醋淬、研细用。

鸡子黄 味甘，微温，入足太阴脾、足阳明胃经。补脾精而益胃液，止泄利而断呕吐。

《伤寒》黄连阿胶汤方在阿胶，用之治少阴病，心中烦，不得卧者，以其补脾而润燥也。《金匮》百合鸡子汤方在百合，用之治百合病，吐之后者，以其涤胃而降逆也。排脓散方在桔梗，用之以其补中脘而生血肉也。

鸡子黄温润淳浓，体备土德，滋脾胃之精液，泽中脘之枯槁，降浊阴而止呕吐，升清阳而断泄利，补中之良药也。

煎油治小儿湿热诸疮，甚效。鸡子白在三卷中。

麻仁 味甘，气平，性滑，入足阳明胃、手阳明大肠、足厥阴肝经。润肠胃之约涩，通经脉之结代。

《伤寒》麻仁丸，麻子仁二升，芍药半斤，杏仁一斤，去皮尖、炒用、研如脂，大黄一斤，厚朴一斤，枳实半斤。末，炼蜜丸，梧子大，饮服十丸，日三服。渐加。治阳明病，脾约便难。以脾气约结，糟粕不能顺下，大肠以燥金主令，敛涩不泄，日久消缩，约而为丸。燥结不下，是以便难。麻仁、杏仁润燥而滑肠，芍药、大黄清风而泻热，厚朴、枳实行滞而开结也。

炙甘草汤方在甘草，用之治少阳病，脉结代，心动悸者，以其养血而润燥也。

麻仁滑泽通利，润大肠而滋经脉，隧路梗涩之病宜之。

去壳，炒，研用。

白蜜 味甘、微咸，入足阳明胃、足太阴脾、手阳明大肠经。滑秘涩而开结，泽枯槁而润燥。

《伤寒》蜜煎导法，蜜七合。炼干，作挺如指，长二寸，内谷道中，欲大便时去之。治阳明病，自汗出，小便自利，津液内竭，大便鞕者。以汗尿亡津，而致便鞕，非胃热便难之比，不可攻下。蜜煎润燥而滑肠也。

《金匮》大半夏汤方在半夏，用之治反胃呕吐，以肠窍闭塞，糟粕不得下传；白蜜润大肠而通传道也。《伤寒》大陷胸丸方在大黄，用之治结胸项强,以其滑胸膈而下瘀浊也。《金匮》乌头汤方在乌头,用之治历节疼痛,以其滑经络而止寒湿也。大乌头煎方在乌头,用之治寒疝绕脐痛,以其润筋脉而缓迫急也。甘草粉蜜汤方在甘草,用之治蛔虫为病,吐涎心痛,以其滋乙木而息风燥也。甘遂[1] 半夏汤方在甘遂[2],用之治留饮欲去,心下续坚满,以其滑肠胃而泻水饮也。

蜂蜜浓郁滑泽,滋濡藏府,润肠胃而开闭涩,善治手足阳明燥盛之病。太阴湿旺,大便滑溏者勿服。

入水四分之一,炼熟用。

大黄 味苦,性寒,入足阳明胃、足太阴脾、足厥阴肝经。泻热行瘀,决壅开塞。下阳明之燥结,除太阴之湿蒸。通经脉而破癥瘕,消痈疽而排脓血。

《伤寒》大承气汤,大黄四两,芒硝三两,枳实五枚,厚朴半斤。治阳明病,胃热便难。以表病失解,郁其胃阳。阳莫盛于阳明,阳明戊土,从燥金化气,阳旺土燥,肠窍结涩,府热莫宣,故谵语潮热、手足汗流。胃气壅遏,不得下泄,故脐腹满痛。大黄、芒硝破结而泻热,厚朴、枳实降逆而消滞也。

小承气汤,大黄四两,厚朴二两,枳实三枚。治阳明病,府热方作。大黄泻其燥热,朴、枳开其郁滞也。

大陷胸汤,大黄六两,芒硝一斤,甘遂一钱。水六升,煮大黄,取二升,去渣,入芒硝,煎化,入甘遂末,分服。治太阳中风,下早而为结胸。以府热未实,下之太早,伤其中气。戊土不降,里阴上逆,皮毛未泄,表阳亦陷,阴阳拒隔,结于胸中。寒热逼蒸,化生水气,鞕满疼痛,烦躁懊憹。硝、黄泻其郁热,甘遂排其水饮也。

大陷胸丸,大黄半斤,芒硝半斤,葶苈半斤,杏仁半升。共末之,入芒硝,研如脂,丸如弹子大,取一枚,甘遂末一钱,白蜜二合,水二升,煮一升,温顿服之。一宿乃下。不下更服。治结胸项强,状如柔痉。以湿热熏冲,上连颈项。大黄、芒硝破结而泻热,杏仁、葶苈、甘遂降逆而泻水也。

大黄黄连泻心汤,大黄二两,黄连一两。麻沸汤一升渍之,去渣,分温服。

1 遂:原作"草",诸本均同,据本书卷四甘遂释文、《金匮悬解》卷十四、《金匮要略·痰饮咳嗽病脉证并治》改。
2 遂:原作"草",诸本均同,据本书卷四甘遂释文改。

治伤寒下后复汗,心下痞鞭。以汗下伤中气,阳亡土败,胃气上逆,阻碍胆经降路,结于心下,痞塞鞭满。相火既隔,君火亦升。大黄泻戊土而清热,黄连泻心火而除烦也。

桂枝加大黄汤,桂枝三两,甘草二两,生姜三两,大枣十二枚,芍药六两,大黄一两。治太阳病,医反下之,因而腹满实痛,属太阴者。以太阳表病,误下而伤脾气,脾陷木遏,郁生风热,侵克己土,胀满而成实痛。桂枝和中而解表,芍药滋乙木而清风,大黄泻己土而消满也。

《金匮》大黄硝石汤,大黄、硝石、黄檗各四两,栀子十五枚。水煎,顿服。治黄疸腹满,自汗,小便不利而赤。以黄家湿淫经络,皮毛莫启,是以发黄。今汗孔外泄,水道里郁,表和里实,湿不在经络而在藏府。法当用下,大黄、黄檗泻其瘀热,硝石、栀子清其湿热也。

苓甘五味姜辛半杏加大黄汤,茯苓四两,甘草三两,五味半升,干姜三两,细辛三两,半夏半升,杏仁半升,大黄三两。治痰饮,水去呕止,肿消痹愈,而面热如醉者。痰饮服半夏而水去,服杏仁而肿消,若面热如醉,是胃热逆冲,上熏其面。缘足之三阳自头走足,阳明行身之前、自面而下,加大黄以泻阳明之热也。

大黄附子汤,大黄三两,细辛二两,附子三枚、炮用。治胁下偏痛,发热,其脉紧弦。以脾土寒湿,郁其肝气,风木抑遏,故胁痛而发热,脉弦而且紧。宜以温药下其结寒,辛、附温寒而破瘀,大黄下积而开结也。

大黄甘草汤,大黄一两,甘草一两。治食已即吐者。以土弱胃逆,浊气痞塞,郁生上热,故水谷不下。大黄破其痞塞,甘草培土补中,缓其下行之急也。

《伤寒》抵当汤,大黄三两,桃仁、水蛭、虻虫各三十枚。水煎,分三服。治伤寒六七日后,表证犹在,脉微而沉,热在下焦,其人发狂,小腹鞭满,小便自利者。以表病失解,经热莫达,内传膀胱之府,血室瘀蒸,是以发狂。宜先解其表寒而后下其瘀血,桃、蛭、虻虫破其瘀血,大黄泻其郁蒸也。

《金匮》大黄䗪虫丸,大黄十分,甘草三两,杏仁一升,芍药四两,干地黄十两,桃仁一升,干漆一两,虻虫一升,水蛭百枚,蛴螬半升,䗪虫半升,黄芩三两。蜜丸,小豆大,酒饮服五丸,日三服。治五劳义详《素问·宣明五气》篇中七伤义详《金匮·血痹虚劳》,羸瘦腹满,内有干血,肌肤甲错,两目黯黑。以中气劳伤,己土湿陷,风木抑遏,贼伤脾气。脾气堙郁,不能腐熟水谷,化生肌肉,故羸瘦而腹满。肝藏血而窍于目,肝气抑遏,营血瘀涩,无以荣华皮腠,故肌肤甲错而两目黯黑。甘草培土而缓中,杏仁行滞而泻满,桃仁、干漆、蛀虫、水蛭、蛴螬、䗪虫破郁而消癥,芍药、地黄清风木而滋营血,黄芩、大黄泻相火而下结块也。

下瘀血汤,大黄三两,桃仁二十枚,䗪虫二十枚。炼蜜为四丸,酒一升,煮一丸,取八合,顿服之。瘀血下如豚肝。亦主经水不利。治产后腹痛,中有瘀血,着于脐下者。以瘀血在腹,木郁为痛。桃仁、䗪虫破其瘀血,大黄下其癥块也。

大黄甘遂汤,大黄二两,甘遂二两,阿胶二两。煮一升,顿服之。其血当下。治产后水与血结在血室,小腹胀满,小便微难而不渴者。以水寒湿旺,乙木抑遏,水瘀血结,不得通达,故腹胀满,便难而不渴。阿胶清风而润木,大黄、甘遂下瘀血而行积水也。

大黄牡丹皮汤,大黄四两,芒硝四合,瓜子半升,桃仁五十枚,牡丹皮一两。煎一升,入芒硝,煎化,顿服之。有脓当下,无脓下血。治肠痈,少腹肿痞,按之痛如淋,小便调,自汗出,时时发热,复恶寒,脓已成,其脉洪数者。以湿寒隔硋,气血不行,拥[1]肿而为痈疽。营卫瘀遏,外寒内热,郁热淫蒸,故肉腐为脓。脓之未成,气血壅塞,则脉见迟紧;脓成结消,气血通达,故见洪数。未脓可下,脓成宜排。丹皮、桃仁、瓜子排决其脓血,大黄、芒硝寒泻其燔蒸也。

大黄苦寒迅利,泻热开瘀,决壅塞而通结闭,扫腐败而荡菀陈。一切宿食留饮,老血积痰,得之即下;心痞腹胀,胃结肠阻,饮之即通。湿热瘀蒸,非此不除;关窍梗塞,非此不开。荡涤肠胃之力莫与为比,下痢家之停滞甚捷。

酒浸用。

巴豆 味辛、苦,大热,入足阳明胃、足太阴脾、足少阴肾经。驱寒邪而止痛,开冷滞而破结。

《伤寒》二白散方在桔梗,用之治寒实结胸,无热证者。以寒实郁结,痞塞不通,巴豆破寒实而决郁塞也。

巴豆辛苦大热,破沉寒积冷,止心疼腹痛,泻停痰积水,下宿谷坚癥,

---

1 拥:犹壅也。《韩昌黎集·左迁至蓝关示侄孙湘》诗:"云横秦岭家何在,雪拥蓝关马不前。"

治霍乱胀痛、不能吐泻，疗寒痰阻闭、不得喘息，排脓血而去腐秽，荡积滞而断疟痢。消死肌胬肉，点疣痣疥癣。种种奇功，神异非常。

去壳，炒，研用。

强人可服二厘。

长沙药解卷二

当归 味苦、辛,微温,入足厥阴肝经。养血滋肝,清风润木。起经脉之细微,回肢节之逆冷。缓里急而安腹痛,调产后而保胎前。能通妊娠之小便,善滑产妇之大肠。奔豚须用,吐蛔宜加。寒疝甚良,温经最效。

《伤寒》当归四逆汤,当归三两,芍药三两,细辛二两,通草三两,甘草二两,大枣二十五枚。治厥阴伤寒,手足厥冷,脉细欲绝。以肝司营血,而流于经络,通于肢节,厥阴之温气亏败,营血寒涩,不能充经络而暖肢节。甘草、大枣补脾精以营肝,当归、芍药养营血而复脉,桂、辛、通草温行经络之寒涩也。

《金匮》当归生姜羊肉汤,当归三两,生姜五两,羊肉一斤[1]。治寒疝腹痛,胁痛里急,及产后腹痛。以水寒木郁,侵克己土。当归补血而荣木,生姜、羊肉行滞而温寒也。

当归芍药散,当归三两,芍药一斤,芎䓖三两,白术四两,茯苓四两,泽泻半斤。治妇人妊娠杂病诸腹痛。以脾湿肝郁,风木贼土。归、芎、芍药疏木而清风燥,苓、泽、白术泻湿而补脾土也。

当归贝母苦参丸,当归四两,贝母四两,苦参四两。治妊娠小便难,饮食如故。以膀胱之水,生于肺金而泻于肝木,金木双郁,水道不利。当归滋风木之郁燥,贝母、苦参清金利水而泻湿热也。

当归散,当归一斤,芍药一斤,芎䓖一斤,黄芩一斤,白术半斤。为散,酒服方寸匕。治胎产诸病。以胎前产后诸病,土湿木郁,而生风燥。芎、归、芍、芩滋风木而清热,白术燥湿土而补中也。

火为阳而水为阴,水中之气是为阳根。阳根左升,生乙木而化丁火,火降而阳清,则神发焉。神旺于火,而究其本原,实胎于木,阳气全升则神

---

1 斤:原作"片",据集成本、石印本、《金匮悬解》卷十七、《金匮要略·腹满寒疝宿食病脉证治》改。

旺。木处阳升之半，神之初胎，灵机方肇，是谓之魂。魂藏于肝而舍于血。肝以厥阴风木，生于癸水，癸水温升，而化血脉。血者，木之精液，而魂之体魄也。

风静血调，枝干荣滋，则木达而魂安。温气亏乏，根本失养，郁怒而生风燥。精液损耗，本既摇落，体魄伤毁，魂亦飘扬，此肝病所由来也。于是肢寒脉细，肠[1]痛里急，便艰尿涩，经闭血脱，奔豚、吐蛔、寒疝之类，由此生焉。悉当养血，以清风燥。

当归滋润滑泽，最能息风而养血。而辛温之性，又与木气相宜，酸则郁而辛则达，寒则凝而温则畅，自然之理也。血畅而脉充，故可以回逆冷而起细微。木达而土苏，故可以缓急痛而安胎。诸凡木郁风动之证，无不宜之。但颇助土湿，败脾胃而滑大便，故仲景用之，多土木兼医。但知助阴而不知伐阳，此后世庸工所以大误苍生也。

阿胶 味平，入足厥阴肝经。养阴荣木，补血滋肝。止胞胎之阻疼，收经脉之陷漏。最清厥阴之风燥，善调乙木之疏泄。

《金匮》胶艾汤，阿胶二两，干地黄六两，芍药四两，当归三两，芎䓖二两，甘草二两，艾叶三两。治妊娠胞阻，腹痛下血。以乙木不达，侵克己土，是以腹痛。乙木郁陷，而生风燥，疏泄失藏，是以下血。胶、地、归、芍养血而清风燥，甘草补中而缓迫急，芎䓖疏木而达遏郁，艾叶暖血而回陷漏也。

胶姜汤，阿胶、干姜。原方阙载，今拟加甘草、大枣、生姜、桂枝。治妇人经脉陷下，滴漏黑色。以脾肾阳亏，风木郁陷，经寒血漏，色败而黑。阿胶滋风木而止疏泄，干姜温经脉而收陷漏也。

乙木生于癸水而长于己土。水温土燥，则木达而血升；水寒土湿，则木郁而血陷。木气抑遏，不得发扬，于是怫郁而生风燥。凡诸腹痛里急，崩漏淋利之证，无不以此。

风木之性，专于疏泄，泄而未遂则梗涩不行，泄而太过则注倾而下。阿胶息风润燥，养血滋阴。猪苓方在猪苓、薯蓣方在薯蓣、黄土方在黄土、温经方在茱萸、白头翁方在白头翁、炙甘草方在甘草、鳖甲煎方在鳖甲、黄连阿胶方在黄连、大黄甘遂方在大黄，诸方皆用之，以滋乙木之风燥也。其性滋润凝滞，最败脾胃而滑大肠。阳衰土湿，饮食不消，胀满溏滑之家，甚不相

---

1 肠：诸本均同，据上下文义，作"腹"义胜。

宜。必不得已，当补以姜、桂、二苓之类。

蛤粉炒，研用。

地黄 味甘、微苦，入足太阴脾、足厥阴肝经。凉血滋肝，清风润木。疗厥阴之消渴，调经脉之结代。滋风木而断疏泄，血脱甚良；泽燥金而开约闭，便坚亦效。

《金匮》肾气丸，干地黄八两，山茱萸四两，薯蓣四两，茯苓三两，泽泻三两，牡丹皮三两，桂枝一两，附子一两。治虚劳腰痛，小腹拘急，小便不利，及妇人转胞、不得小便，及短气有微饮，及男子消渴、小便反多。以木主疏泄，水寒土湿，乙木郁陷，不能上达，故腰痛而腹急。疏泄之令不行，故小便不利。土木郁塞，下无透窍，故胞系壅阻而转移。水饮停留，上无降路，故气道格碍而短促。木以疏泄为性，郁而莫泄，激怒而生风燥，津液伤耗，则病消渴。风木之性，泄而不藏，风盛而土湿，不能遏闭，泄之太过，故小便反多。久而精溺注倾，津液无余，则枯槁而死。燥在乙木，湿在己土，而寒在癸水。乙木之燥，病之标也；癸水之寒，病之本也。是当温补肾气，以拔病本。附子补肾气之寒，薯、萸敛肾精之泄，苓、泽渗己土之湿，地黄润乙木之燥，桂枝达肝气之郁，丹皮行肝血之滞。

盖木愈郁而风愈旺，风旺而疏泄之性愈烈，泄之不通则小便不利，泄而失藏则小便反多。标异而本同，总缘于土湿而水寒，生意之弗遂也。水温土燥，郁散风清，则木气发达，通塞适中，而小便调矣。

肾气者，坎中之阳，《难经》所谓肾间动气，生气之根，呼吸之门也。方以肾气为名，则君附子而不君地黄。地黄者，淮阴[1]之兵，多多益善，而究非主将也。

仲景于地黄，无作君之方，无特加之法。肾气丸用之治消渴淋癃，君附子以温肾气，地黄滋风木之枯燥也。薯蓣丸方在薯蓣，用之治虚劳风气，君薯蓣以敛肾精，地、胶、归、芍清风木之疏泄也。《伤寒》炙甘草汤方在甘草，用之治经脉结代，君甘草以补中气，地、胶、麻仁滋经脉之燥涩[2]也。大黄䗪虫丸方在大黄，用之治劳伤干血，君大黄、䗪虫以破血积，地黄、芍药润经脉之枯燥也。黄土汤方在黄土，用之治便后下血，君黄土以收血脱，地黄、

---

1 淮阴：指西汉韩信。
2 涩：原作"湿"，诸本均同，形近之误，据地、胶、麻仁功用改。

阿胶清风木之疏泄也。胶艾汤方在阿胶,用之治胎阻下血,君胶、艾以回血漏,地黄、归、芍清风木之疏泄也。百合地黄汤方在百合,用之治百合初病,君百合以清肺热,地黄泄藏府之瘀浊也。

地黄滋润寒凉,最滑大便,火旺土燥者宜之。伤寒阳明病府燥便结,多服地黄浓汁,滋胃滑肠,胜用承气。鲜者尤捷,故百合地黄汤以之泻藏府瘀浊,其力几同大黄。瘟疫、疹病之家,营郁内热,大用生地,壮其里阴,继以表药发之,使血热外达,皮肤斑生,亦为要物。血热不得透泄,以致经络郁热而生痂癞,是为癞风,用生地于表散之中,清经热以达皮毛,亦为良品。水旺土湿者,切不可服!

凡人木病则燥,土病则湿,而木之病燥,究因土湿。滋木之燥势必益土之湿,土湿愈增则木燥愈甚,木益枯而土益败,则人死矣。地黄甚益于风木,甚不宜于湿土,阳旺土燥则不病,病者皆阴旺而土湿者也。

外感阳明之中,燥湿相半,三阴全是湿寒。内伤杂病,水寒土湿者十之八九,土木俱燥者不多见也。脾约之人,大便结燥,粪若羊矢,反胃噎膈,皆有此证,是胃湿而肠燥,非真燥证也。衄家惟阳明伤寒,卫郁莫泄,逆循上窍,冲逼营血,以致鼻流。于表汗之中,加生地凉营之味,使之顺达皮毛,乃为相宜。至于内伤吐衄,悉缘土湿,更非燥证,以及种种外热烦蒸,无非土湿阳飞,火奔水泛,久服地黄,无有不死!

盖丁癸同宫,戊己并行。人之衰也,火渐消而水渐长,燥日减而湿日增,阳不胜阴,自然之理。阳旺则壮,阴旺则病,阳纯则仙,阴纯则鬼,抑阴扶阳,不易之道。但至理幽玄,非上智不解。后世庸工,以下愚之资,而谈上智之业,无知妄作,遂开补阴滋水之派。群儿冒昧,翕习[1]成风,著作流传,遍于寰海。使抱病之家,死于地黄者十九,念之可为痛心也!

晒干,生用。仲景方中生地,是用鲜者取汁。熟地之制,庸工妄作,不足用也。

芍药 味酸、微苦、微寒,入足厥阴肝、足少阳胆经。入肝家而清风,走胆府而泻热。善调心中烦悸,最消腹里痛满。散胸胁之痞热,伸腿足之挛急。吐衄悉瘳,崩漏胥断。泄痢与淋带皆灵,痔漏共瘰疬并效。

---

1 翕习:威盛貌。《文选·蜀都赋》:“亦以财雄,翕习边城。”吕延济注:“翕习,威盛貌。”

《伤寒》桂枝加芍药汤,桂枝三两,甘草二两,大枣十二枚,生姜三两,芍药六两。治太阳伤寒,下后腹满痛,属太阴者。以木养于土,下败脾阳,己土湿陷,乙木遏郁,而生风燥,侵克己土,是以腹痛。木贼土困,便越二阳,而属太阴。姜、甘、大枣补土和中,桂枝达肝气之郁,加芍药清风木之燥也。

小柴胡汤方在柴胡,治少阳伤寒;腹中痛者,去黄芩,加芍药。通脉四逆汤方在甘草,治少阴病,下利脉微;腹中痛者,去葱,加芍药二两。《金匮》防己黄芪汤方在防己,治风湿脉浮身重;胃中不和者,加芍药三分。盖土湿木陷,郁生风燥,风木冲击,脾土被伤,必作疼痛,不以芍药清风燥而泻木郁,痛不能止也。《伤寒》真武汤方在茯苓,治少阴病,腹痛,四肢沉重疼痛,而用芍药;小建中汤方在阿胶,治少阳伤寒,腹中急痛,而倍芍药,皆此义也。四逆散方在甘草,治少阴病,四逆。腹痛用芍药而加附子,法更妙矣。

新加汤方在人参,治太阳伤寒,发汗后,身疼痛,脉沉迟者,桂枝加芍药生姜各二[1]两人参三两。以肝司营血,行经络而走一身,汗泄营中温气,木枯血陷,营气沦郁而不宣畅,故身作疼痛而脉见沉迟。木陷则生风。人参补血中之温气,生姜达经脉之郁陷,芍药清风木之燥也。

附子汤方在附子,治少阴病,身体疼,手足寒,骨节痛,脉沉者。以血行于经络,走一身而达肢节,水寒而风木郁陷,是以脉沉。营血沦涩,不能行一身而暖肢节,是以身疼而肢节寒痛。参、术、苓、附补火土而泻寒水,芍药清风木之燥也。

芍药甘草汤,芍药四两,甘草四两。治太阳伤寒,脉浮汗出,心烦恶寒,小便数,脚挛急。以阳虚土弱,脾陷胃逆,相火不降而心烦,风木不升而恶寒。风木疏泄,上下失藏,故汗出而尿数。津液耗伤,筋脉焦缩,故腿足挛急。甘草补其土虚,芍药双清木火,以复津液也。

相火上郁,则阳泄而烦心。小建中汤治少阳病心悸而烦者,芍药清相火之逆升也。

风木下郁,则阳陷而恶寒。芍药甘草附子汤,芍药三两,甘草三两,附子一枚。治太阳伤寒,发汗病不解,反恶寒者。以汗伤中气,风木不达,阳气

郁陷，则表病不解而反加恶寒，缘阳不外达于皮毛也。阳气之陷，因土虚而水寒。甘草补己土之虚，附子温癸水之寒，芍药清风木之燥也。

桂枝去芍药汤，桂枝三两，甘草三两，大枣十二枚，生姜三两。治太阳伤寒，下后脉促胸满者。以表证未解，而误下之，经阳内陷，为里阴所拒，结于胸膈，则为结胸。若脉促者仲景脉法[1]：脉来数，时一止，名曰促，是经阳不至全陷脉法：阳盛则促。是为里阴所壅逼，故表证犹未解也，可用桂枝表药。若觉胸满，则当去芍药。缘下伤中气，里阴上逆；表阳内陷，为里阴所拒，是以胸虽不结，而亦觉壅满。里阳既败，故去芍药之酸寒，而以桂枝达其经阳也。若微觉恶寒，便是阳陷稍深，则于去芍药方中，加附子以温寒水也。

真武汤，下利者，去芍药，加干姜二两。以肝脾阳败，则下陷而为泄利，故去芍药之酸寒，而加干姜之辛温也。

阳根于水，升于肝脾，而化丁火，水寒土湿，脾阳郁陷，下遏肝木升达之路，则郁勃而克脾土，腹痛里急之病，于是生焉。厥阴以风木之气，生意不遂，积郁怒发，而生风燥，是以厥阴之病，必有风邪。风性疏泄，以风木抑遏，而行疏泄之令，若消、若淋、若泄、若痢、若崩、若漏、若带、若遗，始因郁而欲泄。究欲泄而终郁，其或塞、或通，均为[2]风燥则一也。芍药酸寒入肝，专清风燥而敛疏泄，故善治厥阴木郁风动之病。肝胆表里同气，下清风木，上清相火，并有捷效。

然能泄肝胆风火，亦伐脾胃之阳。《伤寒》：太阴为病，脉弱，其人续自便利，设当行大黄、芍药者，宜减之，以其人胃气弱，易动故也。凡风木之病，而脾胃虚弱，宜稍减之，与姜、桂、苓、术并用，土木兼医。若至大便滑泄，则不可用矣。黄芩汤、大柴胡汤用之治少阳之下利，以甲木而克戊土，所以泻少阳之相火也。伤寒别经及杂证下利，皆肝脾阳陷，不宜芍药。其败土伐阳，未如地黄之甚，然泻而不补，亦非虚家培养之剂也。

《金匮》妇人腹痛用芍药诸方，总列于后。妊娠及杂病诸腹痛，当归芍药散主之方在当归。产后腹痛烦满，枳实芍药散主之方在枳实。产后虚羸，腹痛里急，痛引腰背，杂病腹中痛，小建中汤主之方在胶饴。带下，少腹满

---

1 仲景脉法：指《伤寒论·辨脉法》。
2 之：《玉篇》"是也"。

痛,经一月再见者,土瓜根散主之方在土瓜根。

防风 味甘、辛,入足厥阴肝经。燥己土而泻湿,达乙木而息风。

《金匮》桂枝芍药知母汤方在桂枝,用之治历节疼痛,以其燥湿而舒筋脉也。薯蓣丸方在薯蓣,用之治虚劳,风气百病,以其燥湿而达木郁也。竹叶汤方在竹叶,用之治产后中风,发热面赤,以其疏木而发营郁也。

厥阴风木之气,土湿而木气不达,则郁怒而风生。防风辛燥发扬,最泻湿土而达木郁,木达而风自息,非防风之发散风邪也。风木疏泄,则窍开而汗出,风静而汗自收,非防风之收敛肌表也。其诸主治,行经络,逐湿淫,通关节,止疼痛,舒筋脉,伸急挛,活肢节,起瘫痪,清赤眼,收冷泪,敛自汗盗汗,断漏下崩中。

柴胡 味苦,微寒,入足少阳胆经。清胆经之郁火,泻心家之烦热。行经于表里阴阳之间,奏效于寒热往来之会。上头目而止眩晕,下胸胁而消鞭满。口苦咽干最效,眼红耳热甚灵。降胆胃之逆,升肝脾之陷。胃口痞痛之良剂,血室郁热之神丹。

《伤寒》小柴胡汤,柴胡半斤,半夏半升,甘草三两,黄芩三两,人参三两,大枣十二枚,生姜三两。治少阳伤寒中风五六日,往来寒热,胸胁苦满,默默不欲饮食,心烦喜呕。以少阳之经,居表阳里阴之中,表阳内郁则热来而寒往,里阴外乘则热往而寒来。其经行于胸胁,循胃口而下,逆而上行,戊土被克,胆胃俱逆,土木壅遏,故饮食不纳,胸胁满而烦呕生。少阳顺降,则下温而上清;少阳逆升,则下寒而上热。热胜则传阳明,寒胜则传太阴。柴胡、黄芩清泻半表,使不热胜而入阳明;参、甘、大枣温补半里,使不寒胜而入太阴;生姜、半夏降浊阴之冲逆,而止呕吐也。又治腹中急痛者。以胆胃逼迫,则生痞痛。参、甘、大枣、柴胡、黄芩内补土虚而外疏木郁也。治妇人中风,经水适断,热入血室,寒热如疟,发作有时者。以经水适断,血室方虚,少阳经热,传于厥阴,而入血室。夜而血室热作,心神挠[1]乱,谵妄不明。外有胸胁痞满,少阳经证。肝胆同气,柴、芩清少阳经中之热,亦即清厥阴血室之热也。

大柴胡汤,柴胡半斤,黄芩三两,半夏半升,生姜五两,大枣十二枚,芍药二两,枳实四两,大黄二两。治少阳伤寒,汗出不解,心中痞鞭,呕吐而下利者。

---

1 挠:《字林》"扰也"。

以少阳半表阳旺，热胜而传阳明，汗愈泄而胃愈燥，故汗出不解。甲木侵迫，戊土被逼，胃气郁遏，水谷莫容，故吐痢俱作。胃口壅塞，故心中痞鞕。少阳证罢，便是阳明之承气证，此时痞鞕呕利，正在阳明少阳经府合病之秋。柴、芩、芍药清少阳之经，枳实、大黄泻阳明之府，生姜、半夏降浊气而止呕逆也。

《金匮》鳖甲煎丸方在鳖甲，用之治病疟一月不差，结为癥瘕。以疟邪亦居少阳之部，柴胡所以散少阳经气之痞塞也。

寒性闭塞而营性发散，伤寒则寒愈闭而营愈发。发而不通，遂裹束卫气而生表寒，迟则阳郁而后发热。风性疏泄而卫性收敛，中风则风愈泄而卫愈敛。敛而不启，遂遏逼营血而生里热，迟则阴郁而后恶寒。阳盛于三阳，阴盛于三阴。少阳之经，行于二阳三阴之中，半表半里之介。半里之阴乘于外，则闭藏而为寒，及其衰也，内郁之阳，又鼓发而为热，热来则寒往矣。半表之阳发于内，则蒸腾而为热，及其衰也，内郁之阴，又裹束而为寒，寒来则热往矣。阳明之不能热往而寒来者，阳盛于表也；太阴之不能寒往而热来者，阴盛于里也。足少阳以甲木而化相火，顺则下行而温水藏，相火下秘，故上清而下暖；逆而上行，出水府而升火位，故下寒而上热。下寒则半里之阴内旺，所以胜表阳而为寒；上热则半表之阳外旺，所以胜里阴而为热。表阳里阴，各居其半，均势相争，胜负循环，则见寒热之往来。阴胜则入太阴之藏，但有纯寒而热不能来；阳胜则入阳明之府，但有纯热而寒不能来。

入府则吉，徐用承气，泻其内热而外无别虑；入藏则凶，急用四逆，温其里寒而未必万全。是以入藏为逆，入府为顺。然入府失下而亦有死者，究不如在经之更顺也。方其在经，阴阳搏战，胜负未分，以小柴胡双解表里，使表阳不至传府，里阴不至传藏，经邪外发，汗出病退，此小柴胡之妙也。

足少阳经，自头走足，行身之侧，起于目之外眦，从耳下项，由胸循胁，绕胃口而下行，病则逆行，上克戊土而刑辛金。以甲木而克戊土，胃无下降之路，则气逆而作呕吐；以相火而刑辛金，肺无下降之路，则气逆而生咳嗽。辛金被贼则痞塞于胸胁，戊土受虐则胀满于腹胁，以其经气之结滞也。木气盛则击撞而痛生，火气盛则熏蒸而发热。凡自心胁胸肋而上，若缺盆颈项，若咽喉口齿，若辅颐腮颧，若耳目额角，一切两旁热痛之证，皆少阳经气之逆行也。少阳甲木，居于左而行于右，邪轻则但发于左，邪旺则并见于右。柴胡入少阳之经,清相火之烦蒸,疏木气之结塞,奏效最捷。无论内外感伤,凡有少阳经病,俱宜用之。缘少阳之性,逆行则壅迫而暴烈,顺行则松畅而和平。柴胡清泻而疏通之,经气冲和,则反逆为顺而下行也。

肝胆表里相通,乙木下陷而生热者,凡诸淋浊泄痢之类,皆有殊功。以其轻清萧散[1],甚与肝胆之郁热相宜。热退郁消,自复升降之旧,故既降少阳之逆,亦升厥阴之陷。痔漏之证,因手少阳之陷,瘰疬之证,因足少阳之逆,并宜柴胡。

黄芩 味苦,气寒,入足少阳胆、足厥阴肝经。清相火而断下利,泻甲木而止上呕。除少阳之痞热,退厥阴之郁蒸。

《伤寒》黄芩汤,黄芩三两,芍药二两,甘草一两,大枣十二枚。若呕者,加半夏半升、生姜三两。治太阳少阳合病,自下利者。以太阳而传少阳,少阳经气内遏,必侵克戊土,而为呕利。逆而不降,则壅逼上脘而为呕;降而不舒,则郁迫下脘而为利。利泄胃阳,则入太阴之藏;利亡脾阴,则传阳明之府。少阳以甲木而化相火,易传阳明而为热。甘草、大枣补其脾精,黄芩、芍药泻其相火也。

《外台》黄芩汤,黄芩三两,半夏半升,人参三两,大枣十二枚,干姜二两,桂枝一两。治干呕下利者。以中气虚寒,脾陷而贼于乙木则为下利,胃逆而贼于甲木则为干呕。人参、大枣补中培土,干姜、桂枝温升肝脾而止下利,黄芩、半夏清降胆胃而止干呕也。

《伤寒》小柴胡汤方在柴胡,用之治往来寒热,胸胁鞕满。大柴胡汤方在柴胡,用之治发热汗出,心下痞鞕。半夏泻心汤方在半夏,用之治呕而发热,心中痞满。生姜泻心汤方在生姜,用之治干呕食臭,心下痞鞕。甘草泻心汤方在甘草,用之治水谷不化,心下痞鞕。附子泻心汤方在附子,用之治恶寒汗出,心下痞濡。大黄黄连泻心汤方在大黄,用之治关上脉浮,心下痞濡。以少阳之经,自头走足,下胸贯膈,由心下而行两胁。经气郁遏,内攻戊土,胃气被贼,胀满不运,外逼少阳之经,结塞不开,是以心胁痞满,结微则濡,结甚则鞕。少阳经郁,相火升炎,黄芩清少阳之相火,以泻痞郁之热也。葛根黄芩黄连汤方在葛根,用之治喘而汗出者。泽漆汤方在泽漆,用

---

1 萧散:消散也。南朝梁张缵《南征赋》:"岛屿苍茫,风云萧散。"

之治咳而脉浮者,清相火之刑辛金也。干姜芩连人参汤方在干姜,用之治食入即吐者,清甲木之克戊土也。《金匮》鳖甲煎丸方在鳖甲,用之治疟病结为癥瘕,清少阳之郁火也。大黄䗪虫丸方在大黄,用之治虚劳内有干血,清厥阴之燥热也。当归散方在当归,用之治妊妇诸病,清风木之郁蒸也。黄土汤方在黄土,用之治便后下血,清风木之疏泄也。

甲木清降,则下根癸水而上不热;乙木温升,则上生丁火而下不热。足厥阴病则乙木郁陷而生下热,足少阳病则甲木郁升而生上热。以甲木原化气于相火,乙木亦含孕乎君火也。黄芩苦寒,并入甲乙,泻相火而清风木,肝胆郁热之证,非此不能除也。然甚能寒中,厥阴伤寒,脉迟,而反与黄芩汤彻其热,脉迟为寒,今与黄芩汤复除其热,腹中应冷,当不能食,今反能食,此名除中,必死。小柴胡汤,腹中痛者,去黄芩,加芍药;心下悸,小便不利者,去黄芩,加茯苓。凡脉迟,腹痛,心下悸,小便少者,忌之。

清上用枯者,清下用实者。内行醋炒,外行酒炒。

黄檗 味苦,气寒,入足厥阴肝、足太阴脾经。泻己土之湿热,清乙木之郁蒸。调热利下重,理黄疸腹满。

《伤寒》乌梅丸方在乌梅,用之治厥阴伤寒,气上撞心,心中疼热,食即吐蛔。以木郁则虫化,郁冲而生上热。黄檗泻郁升之上热而杀蛔虫也。

白头翁汤方在白头翁,用之治厥阴病,热利下重者。以木郁则利作,郁陷而生下热。黄檗泻郁陷之下热而举重坠也。

《金匮》栀子檗皮汤方在栀子,用之治太阴病,身黄发热者。大黄硝石汤方在大黄,用之治黄疸腹满,小便不利者。以乙木湿陷,不能疏泄,郁生下热,传于膀胱,水窍不开,溢于经络,则身黄腹满而发热。黄檗泻湿热而清膀胱也。

阳衰土湿,乙木不达,抑遏而生湿热。冲于胃口,则心中疼热;陷于大肠,则热利下重;郁于膀胱,淫于肌肤,则腹满身黄。黄檗苦寒迅利,疏肝脾而泻湿热,清膀胱而排瘀浊,殊有捷效,最泻肝肾脾胃之阳。后世庸工,以此为滋阴补水之剂,著书立说,传流不息,误人多矣。

黄檗清藏府之湿热,**檗皮**清经络之湿热,故发热身黄用檗皮。

白头翁 味苦,性寒,入足少阳胆、足厥阴肝经。清下热而止利,解郁蒸而凉血。

《伤寒》白头翁汤,白头翁三两,黄连三两,黄檗三两,秦皮三两。治厥阴病,热利下重,欲饮水者。以己土湿陷,木郁而生下热,不能疏泄水道,则为下利。缘风木之性,愈郁则愈泄,水道不开,谷道必不能闭也。足厥阴风木,手少阳相火,俱陷于大肠,故魄门郁热而重坠。手少阳下陷,则足少阳上逆,君相合气,升炎于上,故渴欲饮水。白头翁清少阳之相火,黄连清少阴之君火,黄檗、秦皮泻厥阴之湿热也。

白头翁苦寒之性,并入肝胆,泻相火而清风木,是以善治热利。其诸主治,消瘿瘤,平瘰疬,治秃疮,化癥块,清咽肿,断鼻衄,收血利,止腹痛,医外痔,疗偏坠。

秦皮 味苦,性寒,入足厥阴肝经。清厥阴之郁热,止风木之疏泄。

《伤寒》白头翁汤方在白头翁,用之治热利下重者,以其清热而止利也。

秦皮苦寒酸涩,专入厥阴,清郁蒸而收陷泄。其诸主治,通经脉,开痹塞,洗目赤,收眼泪,去瘴翳,除惊痫,收崩带,止泄痢。

白蔹 味苦,微寒,入足少阳胆、足厥阴肝经。清少阳上逆之火,泻厥阴下郁之热。

《金匮》薯蓣丸方在薯蓣,用之治虚劳,风气百疾,以其泻肝胆之郁热也。

白蔹苦寒疏利,入肝胆之经,散结滞而清郁热。其诸主治,消瘰疬,平痔漏,清赤目,止血痢,除酒齄,灭粉刺,理痈肿,收带浊,解女子阴中肿痛。

豆黄卷 味甘,气平。利水泻湿,达木舒筋[1]。

《金匮》薯蓣丸方在薯蓣,用之以其泻湿而疏木也。

大豆黄卷专泻水湿,善达木郁,通膝理而逐湿痹,行经脉而破血癥,疗水郁腹胀之病,治筋挛膝痛之疾。

黑大豆长于利水而行血,及其芽生而为黄卷,更能破瘀而舒筋,以其发舒通达,秉之天性也。黑豆芽生五寸,干之为黄卷。

苦参 味苦,性寒,入足厥阴肝、足太阳膀胱经。清乙木而杀虫,利壬水而泻热。

《金匮》苦参汤,苦参一斤。煎汤熏洗。治狐惑蚀于下部者。以肝主筋,

---

1 利水泻湿,达木舒筋:诸本均同。据本书文例,其上脱归经。据其功能、治证,补入"入足太阴脾、足厥阴肝、足少阴肾经"较协。

前阴者,宗筋之聚,土湿木陷,郁而为热,化生虫䘌[1],蚀于前阴。苦参清热而去湿,疗疮而杀虫[2]也。

当归贝母苦参丸方在当归,用之治妊娠小便难。以土湿木陷,郁而生热,不能泄水,热传膀胱,以致便难。苦参清湿热而通淋涩也。

苦参苦寒之性,清乙木之瘀热而杀虫䘌,泻壬水之热涩而开癃闭。其诸主治,疗鼻齆[3],止牙痛,消痈肿,除疥癞,平瘰疬,调痔漏,治黄疸、红痢、齿衄、便血。

生梓白皮 味苦,性寒,入足少阳胆、足阳明胃经。泻戊土之湿热,清甲木之郁火。

《伤寒》麻黄连翘赤小豆汤方在连翘,用之治太阴病,瘀热在里,而发黄者,以其清胃胆上逆之瘀热也。

太阴土湿,胃气逆行,胀满不运,壅硋甲木下行之路。甲木内侵,束逼戊土,相火郁遏,湿化为热,则发黄色,以木主五色,入土化黄故也。梓白皮苦寒清利,入胆胃而泻湿热,湿热消则黄自退。胆胃上逆,浊气熏冲,则生恶心呕哕之证;湿热郁遏,不得汗泄,则生疥痤癣疿之病。其诸主治,清烦热,止呕吐,洗癣疥,除瘙痒。

甘李根白皮 味涩,性寒,入足厥阴肝经。下肝气之奔冲,清风木之郁热。

《金匮》奔豚汤,甘草二两,半夏四两,生姜四两,生葛五两,黄芩三两,芎劳二两,当归二两,芍药二两,甘李根白皮一斤。治奔豚气,上冲胸,腹痛,往来寒热。以阳亡脾败,陷遏乙木,木气郁发,冲于脐腹胸膈,则生疼痛,而兼寒热。缘乙木上冲,胃胆俱逆,少阳郁迫,内与阴争,胜负迭见,故寒热往来。厥阴风木之气,风动血耗,温郁为热。甘草补土缓中,生姜、半夏降甲戊之上逆,黄芩、生葛清胆胃之郁热,芎劳、芍药疏木而润风燥,甘李根白皮清肝而下冲气也。

甘李根白皮甘寒敛涩,善下厥阴冲气,故治奔豚。其诸主治,止消渴,除烦逆,断痢疾,收带下。

---

1 䘌(nì 匿):《唐韵》"小虫"。
2 虫:原作"䖝"。䖝,"虫"之讹字。据此及闽本、蜀本、集成本改。
3 齆(wèng 瓮):《玉篇》"鼻病也"。

狼牙　味苦,性寒,入足厥阴肝经。清乙木之郁热,疗女子之阴疮。

《金匮》狼牙汤,狼牙三两。水四升,煮半升,以绵缠箸如茧,浸汤沥阴,日四。治妇人少阴脉滑而数,阴中生疮,蚀烂者。尺中候肾,尺脉滑数,是木郁于水而生下热,法当阴里生疮。温热蒸腐,故剥蚀而坏烂。狼牙清郁热而达乙木,止蚀烂而消痛痒也。

狼牙草苦寒清利,专洗一切恶疮。其诸主治,止便血,住下痢,疗疮疡蚀烂,治疥癣瘙痒、女子阴痒,理虫疮发痒,杀寸白诸虫。

猪胆汁　味苦,性寒,入足少阳胆经。清相火而止干呕,润大肠而通结燥。

《伤寒》白通加猪胆汁汤,葱白四茎,干姜一两,生附子一枚,人尿五合,猪胆汁一合。治少阴病下利,厥逆无脉,干呕心烦者。以水寒土败,君相皆飞,甲木克胃,故生干呕;丁火失根,故觉心烦。猪胆汁清相火而止呕,人尿清君火而除烦也。

通脉四逆加猪胆汁汤,甘草三两,干姜三两,大附子一枚,猪胆汁半合。治霍乱吐下既止,汗出而厥,四肢拘急,脉微欲绝者。以相火逆升,汗孔疏泄。猪胆汁清相火而止汗也。

猪胆汁方,大猪胆[1]一枚,泻汁,和醋少许,灌谷道中。食顷,当大便出。治阳明病,自汗出,小便利,津液内竭,大便鞕者。以汗出水利,津亡便鞕,证非胃实,不可攻下。猪胆汁合醋,清大肠而润燥也。

猪胆汁苦寒滋润,泻相火而润燥金,胆热肠燥者宜之。

乌梅　味酸,性涩,入足厥阴肝经。下冲气而止呕,敛风木而杀蛔。

《伤寒》乌梅丸,乌梅三百个,干姜十两,细辛六两,人参六两,桂枝六两,当归四两,川椒四两,附子六两,黄连一斤,黄檗六两。治厥阴病,气上冲心,心中疼热,消渴,食即烦生,而吐蛔者。以水寒土湿,木气郁遏,则生蛔虫。木郁风动,肺津伤耗,则病消渴。木郁为热,冲击心君,则生疼热。藏府下寒,蛔移膈上,则生烦呕。呕而气逆,冲动蛔虫[2],则病吐蛔。乌梅、姜、辛杀蛔止呕而降冲气,人参、桂、归补中疏木而润风燥,椒、附暖水而温下寒,连、

1　大猪胆:其下原衍"汁"字,诸本均同,据下文"泻汁"、《伤寒悬解》卷六、《伤寒论·辨阳明病脉证并治》删。

2　蛔虫:原作"虫蛔",据闽本、蜀本、集成本、石印本乙转。

檗泻火而清上热也。

乌梅酸涩收敛，泻风木而降冲击，止呕吐而杀蛔虫，善医蛔厥之证。其诸主治，止咳嗽，住泄利，消肿痛，涌痰涎，泻烦满，润燥渴，散乳痈，通喉痹，点黑痣，蚀瘀肉，收便尿下血，止刀箭流血，松霍乱转筋，开痰厥牙闭。

醋浸一宿，去核，米蒸。

枣仁　味甘、酸，入手少阴心、足少阳胆经。宁心胆而除烦，敛神魂而就寐。

《金匮》酸枣仁汤，酸枣仁二升，甘草一两，茯苓二两，芎藭二两，知母二两。治虚劳虚烦不得眠。以土湿胃逆，君相郁升，神魂失藏，故虚烦不得眠睡。甘草、茯苓培土而泻湿，芎藭、知母疏木而清热，酸枣敛神魂而安浮动也。

枣仁酸收之性，敛摄神魂，善安眠睡。而收令太过，颇滞中气，脾胃不旺，饮食难消者，当与建中燥土、疏木达郁之品并用，不然则土木皆郁，腹胀吞酸之病作矣。其诸主治，收盗汗，止梦惊，生用泻胆热多眠，熟用补胆虚不寐。

山茱萸　味酸，性涩，入足厥阴肝经。温乙木而止疏泄，敛精液而缩小便。

《金匮》八味丸方在地黄，用之治男子消渴，小便反多，以其敛精液而止疏泄也。

水主藏，木主泄。消渴之证，木能疏泄而水不蛰藏，精尿俱下，阳根失敛，久而阳根败竭，则人死矣。山茱萸酸涩敛固，助壬癸蛰藏之令，收摄精液，以秘阳根，八味中之要药也。八味之利水，则桂枝、苓、泽之力，非山茱萸所司也。

去核、酒蒸。

艾叶　味苦、辛，气温，入足厥阴肝经。燥湿除寒，温经止血。

《金匮》柏叶汤方在柏叶用之治吐血不止，胶艾汤方在阿胶用之治胞阻漏血，以其温经而止血也。

血生于肝，敛于肺，升于脾，降于胃，行于经络，而统于中气。中气旺则肝脾左升而不下泄，肺胃右降而不上溢。中气虚败，肺胃逆升则上流于口鼻，肝脾下陷则下脱于便溺。盖血以阴质而含阳气，其性温暖而孕君火，温则流行而条畅，寒则凝瘀而梗涩。瘀而不行，则为癥瘕；瘀而未结，则经脉莫容，势必外脱。肺胃之阳虚，则逆流而不降；肝脾之阳虚，则陷泄而不升。肺胃之逆,非无上热,肝脾之陷,非无下热,而究其根原,全缘于中下之湿寒。

艾叶和煦通畅,逐湿除寒,暖补血海,而调经络。瘀涩既开,循环如旧,是以善于止血,而治疮疡。其诸主治,止吐衄便尿、胎产崩带、淋沥痔漏、刀箭跌损诸血,治发背、痈疽、疔毒、痔疮、瘰疬、风癫、疥癣诸疮,除咽喉、牙齿、眼目、心腹诸痛,灭𪒓𪒒[1],落赘疣,调胎孕,扫虫䘌。

灶中黄土　味辛,入足太阴脾、足厥阴肝经。燥湿达木,补中摄血。

《金匮》黄土汤,灶中黄土半斤,甘草二两,白术三两,黄芩三两,阿胶三两,地黄三两,附子三两。治先便后血。以水寒土湿,乙木郁陷而生风,疏泄不藏,以致便血。其下在大便之后者,是缘中脘之失统,其来远也。黄土、术、甘补中燥湿而止血,胶、地、黄芩滋木清风而泻热,附子暖水驱寒而生肝木也。

下血之证,固缘风木之陷泄,而木陷之根,全因脾胃之湿寒。后世医书,以为肠风。风则有之,而过不在肠。至于脾胃湿寒之故,则绝无知者。愈用清风润燥之剂,而寒湿愈增,则注泄愈甚。以至水泛火熄,土败人亡,而终不悟焉。此其所以为庸工也。

灶中黄土以湿土而得火化,最能燥湿而敛血。合术、甘以燥土,附子以暖水,胶、地以清风,黄芩以泻热,下血之法备矣。盖水寒则土湿,土湿则木郁,木郁则风生,风生则血泄。水暖而土燥,土燥而木达,木达而风静,风静而血藏,此必然之理也。

足太阴以湿土主令,辛金从令[2]化气而为湿;手阳明以燥金主令,戊土从令[2]化气而为燥。失血之证,阳明之燥衰,太阴之湿旺也。柏叶燥手太阴、足阳明之湿,故止吐血,燥则气降而血敛;黄土燥手阳明、足太阴之湿,故止下血,燥则气升而血收也。

其诸主治,止吐衄、崩带、便尿诸血,傅发背、痈疽、棍杖诸疮。

新绛　味平,入足厥阴肝经。行经脉而通瘀涩,敛血海而止崩漏。

《金匮》旋覆花汤方在旋覆花,用之治妇女半产漏下,以其敛血而止漏

1　𪒓(gǎn 杆)𪒒(zèng 赠):面黑气。

2　令:原脱,诸本均同,据《四圣心源》卷二"六气从化""本气衰旺""太阴湿土""阳明燥金"诸节补。

泄也。

新绛利水渗湿，湿去则木达而血升，故能止崩漏。其诸主治，止崩漏、吐衄、泄痢诸血诸血证皆缘土湿，以中气湿郁，故上溢而下泄也。除男子消渴消渴，厥阴风木之病，亦缘太阴土湿。通产后淋沥。

止血，烧灰存性，研用。消渴、淋沥，煮汤，温服。

马通 味辛，温，入足厥阴肝经。最能敛气，长于止血。

《金匮》柏叶汤方在柏叶，用之治吐血不止，以其敛气而收血也。

白马通性善摄血，其诸主治，专止吐衄、崩漏诸血。

王不留行 味苦，入足厥阴肝经。疗金疮而止血，通经脉而行瘀。

《金匮》王不留行散，王不留行十分，蒴藋细叶十分，桑东南根白皮十分，甘草一分[1]，厚朴十分[2]，川椒三分，干姜二分，黄芩二分，芍药二分。治病金疮。以金疮失血，温气外亡，乙木枯槁，风燥必动。甘草培其中气，厚朴降其浊阴，椒、姜补温气而暖血，芩、芍清乙木而息风，蒴藋化凝而行瘀，桑根、王不留行通经而止血也。

王不留行通利经脉，善治金疮而止血。其诸主治，止鼻血，下乳汁，利小便，出诸刺，消发背痈疽。

八月八日采苗，阴干百日用。

桂枝 味甘、辛，气香，性温，入足厥阴肝、足太阳膀胱经。入肝家而行血分，走经络而达营郁。善解风邪，最调木气。升清阳脱陷，降浊阴冲逆。舒筋脉之急挛，利关节之壅阻。入肝胆而散遏抑，极止痛楚；通经络而开痹涩，甚去湿寒。能止奔豚，更安惊悸。

《伤寒》桂枝汤，桂枝三两[3]，芍药三两，甘草二两，大枣十二枚，生姜三两。治太阳中风，头痛发热，汗出恶风。以营性发扬，卫性敛闭，风伤卫气，泄其皮毛，是以汗出。风愈泄而卫愈敛，郁遏营血，不得外达，是以发热。甘

---

1 一分：诸本均同，《金匮悬解》卷十九、《金匮要略·疮痈肠痈浸淫病脉证并治》均作"十八分"。

2 十分：诸本均同，《金匮悬解》卷十九、《金匮要略·疮痈肠痈浸淫病脉证并治》均作"二分"。

3 三两：原作"二两"，据集成本、石印本、《伤寒悬解》卷三、《伤寒论·辨太阳病脉证并治上》改。

草、大枣补脾精以滋肝血,生姜调藏府而宣经络[1],芍药清营中之热,桂枝达营气之郁也。

桂枝人参汤,桂枝四两,人参、白术、炙甘草、干姜各三两。治太阳伤寒,表证未解,而数下之,利下不止,心下痞鞕。以误下伤其中气,己土陷下而为泄,戊土逆上而为痞,而表证犹存。人参汤理中气之纷乱,桂枝解表邪之怫郁也。

桂枝甘草汤,桂枝四两,甘草二两。治太阳伤寒,发汗过多,又手自冒其心,心下悸动,欲得手按者。以阳亡土败,木气郁勃,欲得手按,以定撼摇。甘草、桂枝培土以达木也。

桂枝加桂汤,桂枝五两,芍药三两,甘草二两,大枣十二枚,生姜三两。治太阳伤寒,烧针发汗,针处被寒,核起而赤,必发奔豚,气从小腹上冲心胸者。以汗后阳虚脾陷,木气不达,一被外寒,闭其针孔,木气郁动,必发奔豚。若气从小腹上冲心胸,便是奔豚发矣。先灸其针孔,以散其外寒,乃以桂枝加桂,疏乙木而降奔冲也。

凡气冲心悸之证,皆缘水旺土虚,风木郁动之故。苓桂术甘汤方在茯苓,治太阳伤寒,吐下之后,心下逆满,气上冲胸;又发汗动经,身为振振摇者。《金匮》桂苓[2]五味甘草汤,桂枝四两,茯苓四两,五味半升,甘草三两。治痰饮咳逆,服小青龙汤后方在麻黄,饮去咳止,气从少腹上冲胸咽者与桂苓五味甘草,治其冲气。防己黄芪汤方在防己,治风湿脉浮身重;气上冲者,加桂枝三分。伤寒太阳病下后,其气上冲者,与桂枝加桂汤。茯苓桂枝甘草大枣汤[3]方在茯苓,治太阳伤寒汗后,脐下悸动,欲作奔豚者。《金匮》理中丸[4]方在人参,治霍乱吐利;若脐上筑者,肾气动也,去术,加桂四两。《伤寒》四逆散方在甘草,治少阴病,四逆;悸者,加桂五分。以足之三阴,自足走胸,乙木生于癸水而长于己土,水寒土湿,脾气郁陷,乙木抑遏,经气不畅,是

---

1 生姜调藏府而宣经络:原脱,诸本均同,据《伤寒悬解》卷三释文补。
2 苓:原作"枝",据集成本、石印本、《金匮悬解》卷十四、《金匮要略·痰饮咳嗽病脉证并治》改。
3 茯苓桂枝甘草大枣汤:原作"苓桂甘草汤",诸本均同,据《伤寒悬解》卷四、《伤寒论·辨太阳病脉证并治中》改。
4 《金匮》理中丸:诸本均同。理中丸,《金匮悬解》《金匮要略》均不载,载于《伤寒悬解》卷十三、《伤寒论·辨霍乱病脉证并治》,故《金匮》当作《伤寒》。

以动摇。其始心下振悸，枝叶之不宁也，及其根本摇撼，脐下悸作，则木气奔突，势如惊豚，直冲于胸膈咽喉之间。桂枝疏肝脾之郁抑，使其经气畅达，则悸安而冲退矣。

乌梅丸方在乌梅，治厥阴病，气上冲心，心中疼热，食则吐蛔。以木郁则虫化，木[1]气勃升，故冲击而作痛。桂枝疏木达郁，下冲气而止心痛也。

《金匮》桂姜枳实汤，桂枝三两，生姜三两，枳实五两。治心中悬疼，气逆痞塞。以胆胃不降，心下痞塞，硋乙木上行之路，冲击而生疼痛。枳、姜降浊而泻痞，桂枝通经而达木也。

《外台》柴胡桂枝汤，柴胡四两，黄芩二两半，半夏二合半，甘草一两，芍药两半，大枣六枚，生姜、桂枝各一两半，人参一两半[2]。治心腹卒痛。以甲木郁则上克戊土，而为心疼；乙木郁则下克己土，而为腹疼。小柴胡补土而疏甲木，芍药、桂枝清风而疏乙木也。此本太阳少阳合病之方。少阳伤寒，肢节烦疼，微呕，心下支结，是少阳之经证也，而外见发热恶寒，是太阳之经证也，故以柴胡而加桂枝，双解太少之经。然心腹疼痛之理，亦不外是也。

《金匮》桂甘[3]姜枣麻附细辛汤，桂枝三两，甘草二两，生姜三两[4]，大枣十二枚，麻黄二两，附子一枚，细辛三两。治气分，心下坚，大如盘，边如旋杯。气分，清阳之位，而浊气痞塞，心下坚，大如盘，边如旋杯，此下焦阴邪，逆填于阳位也。阴邪上逆，原于水旺而土虚。甘、枣补其土虚，附子温其水寒，姜、桂、细辛降其浊阴，麻黄泻其滞气也。

桂枝茯苓丸，桂枝、芍药、丹皮、桃仁、茯苓等分。治妊娠宿有癥病，胎动漏血。以土虚湿旺，中气不健，胎妊渐长，与癥病相硋，中焦胀满，脾无旋运之路，陷遏乙木，郁而生风，疏泄失藏，以致血漏。木气郁冲，以致胎摇。茯苓泻湿，丹皮、桃仁破癥而消瘀，芍药、桂枝清风而疏木也。

桂枝芍药知母汤，桂枝、白术、知母、防风各四两，芍药三两，生姜五两，麻黄、甘草、附子各二两。治肢节疼痛，脚肿，身羸，头眩，欲吐。以四肢禀气于

---

1 木：原作“怒”，诸本均同，音近之误，据上下文义改。
2 人参一两半：原脱，诸本均同，据下文“小柴胡”、《金匮悬解》卷十七、《金匮要略·腹满寒疝宿食病脉证治》补。
3 甘：原作“枝”，据集成本、《金匮悬解》卷十、《金匮要略·水气病脉证并治》改。
4 生姜三两：原脱，据闽本、蜀本、集成本补。

脾胃，中脘阳虚，四肢失养，湿伤关节，而生肿痛。浊阴阻格，阳不下济，郁升而生眩晕，逆行而作呕吐。术、甘培土以障阴邪，附子温下而驱湿寒，知母清上而宁神气，桂、芍、姜、麻通经而开痹塞也。

八味肾气丸方在地黄，治妇人转胞，不得小便；男子虚劳腰痛，少腹拘急，小便不利；男子消渴，小便反多。以木主疏泄，职司水道，水寒土湿，木气抑郁，疏泄不遂，而愈欲疏泄。泄而弗畅，则小便不利；泄而失约，则小便反多。桂枝疏木以行疏泄也。其短气有微饮者，宜从小便去之，苓桂术甘汤主之，肾气丸亦主之。桂枝善行小便，是以并泻水饮也。

桂枝附子汤方在附子，治风湿相搏，骨节疼痛，小便不利；大便坚，小便利者，去桂，加术。便利而去桂者，木达而疏泄之令行也。

桂枝辛温发散，入肝脾而行营血。风伤卫气，卫闭而遏营血。桂枝通达经络，泻营郁而发皮毛，故善表风邪。

肝应春，而主生，而人之生气充足者，十不得一。即其有之，亦壮盛而不病。病者，皆生气之不足者也。盖木生于水而长于土，水温土燥，阳气升达，而后生气畅茂。水寒土湿，生气失政，于是滞塞而克己土。以其生意不遂，故抑郁而作贼也。肝病则燥涩湮瘀，经脉亦病。木中孕火，其气本温，温气存则菀遏而生风热，温气少则风热不作，纯是湿寒。其湿寒者，生气之衰，其风热者，亦非生气之旺，此肝病之大凡也。

桂枝温散发舒，性与肝合，得之藏气条达，经血流畅，是以善达肝郁。经藏荣舒，而条风扇布，土气松和，土木双调矣。土治于中，则枢轴旋转而木气荣和，是以既能降逆，亦可升陷，善安惊悸，又止奔豚。至于调经开闭、疏木止痛、通关逐痹、活络舒筋、噎塞瘀痛之类，遗浊淋涩之伦，泄秽、吞酸、便血之属，胎坠脱肛、崩中带下之条，皆其所优为之能事也。大抵杂证百出，非缘肺胃之逆，则因肝脾之陷。桂枝既宜于逆，又宜于陷，左之右之，无不宜之，良功莫悉，殊效难详。凡润肝养血之药，一得桂枝，化阴滞而为阳和，滋培生气，畅遂荣华，非群药所能及也。

去皮用。

羊肉 味苦《素问》：羊肉、杏[1]、薤皆苦，气膻，入足太阴脾、足厥阴肝经。温肝脾而扶阳，止疼痛而缓急。

---

1 杏：原作"香"，诸本均同，据《素问·藏气法时论》改。

《金匮》当归生姜羊肉汤方在当归,用之治寒疝腹痛者,以水寒木枯,温气颓败,阴邪凝结则为瘕疝,枯木郁冲则为腹痛;羊肉暖补肝脾之温气,以消凝郁也。治胁痛里急者,以厥阴之经,自少腹而走两胁,肝脾阳虚,乙木不达,郁迫而生痛急;羊肉温补肝脾之阳气,以缓迫切也。治产后腹中疼痛者,产后血亡,温气脱泄,乙木枯槁,郁克己土,故腹中疼痛;羊肉补厥阴之温气,以达枯木也。治虚劳不足者,以虚劳不足,无不由脾肝之阳虚;羊肉补肝脾之阳气,以助生机也。

羊肉淳浓温厚,暖肝脾而助生长,缓迫急而止疼痛,大补温气之剂也。其诸主治,止带下,断崩中,疗反胃,治肠滑,暖脾胃,起劳伤,消脚气,生乳汁,补产后诸虚。

黄酒 味苦、辛,性温,入足厥阴肝、足少阳胆经。行经络而通痹塞,温血脉而散凝瘀。善解凝郁,最益肝胆。

《金匮》鳖甲煎丸方在鳖甲,治久疟结为癥瘕。红蓝花酒方在红蓝花[1],治妇人诸风,腹中血气刺痛并用之,以其通经而行血也。《伤寒》炙甘草汤[2]方在甘草、当归四逆加吴茱萸生姜汤方在茱萸《金匮》肾气丸方在地黄、赤丸方在乌头、薯蓣丸方在薯蓣、大黄䗪虫丸方在大黄、小建中汤[3]方在胶饴、当归芍药散方在当归、白术散方在白术、下瘀血汤方在大黄、土瓜根散方在土瓜根,诸方皆用之,取其温行药力,引达经络也。

黄酒辛温升发,温血脉而消寒涩,阳虚火败、营卫冷滞者宜之。尤宜女子,故胎产诸方,多用黄酒。

苦酒 味酸、苦,性涩,入足厥阴肝经。理咽喉而消肿痛,泻风木而破凝郁。

《伤寒》苦酒汤,鸡子一枚、去黄,半夏十四枚。苦酒浸内鸡子壳中,火上三沸,去滓,少少含咽之。不差,更作。治少阴病,咽中生疮,声不出者。以少阴之经,癸水与丁火同宫,彼此交济,病则水下流而生寒,火上炎而生热。手

---

1 红蓝花:原作"红花",诸本均同,据本卷红蓝花释文、《金匮悬解》卷二十二、《金匮要略·妇人杂病脉证并治》改。

2 汤:原脱,据下文诸方文例补。

3 小建中汤:原作"胶饴汤",诸本均同,据胶饴释文、《金匮悬解》卷七、《金匮要略·血痹虚劳病脉证并治》改。

少阴之经挟咽,是以生疮。金被火刑,故声不出。苦酒破瘀而消肿,半夏降逆而驱浊,鸡子白清肺而发声也。

猪胆汁方在猪胆,用之治津亡便鞕,以其敛津液而润燥也。乌梅丸方在乌梅,用之治消渴吐蛔,以其敛风木而泻肝也。《金匮》芪芍桂酒汤方在黄芪,用之治黄汗身肿,以其行营瘀而泻热也。

苦酒酸苦收湿[1],善泻乙木而敛风燥,破瘀结而消肿痛。其诸主治,破瘀血,化癥瘕,除痰涎,消痈肿,止心痛,平口疮,傅舌肿,涂鼻衄。

芎藭 味辛,微温,入足厥阴肝经。行经脉之闭涩,达风木之抑郁。止痛切而断泄利,散滞气而破瘀血。

《金匮》白术散方在白术,用之养妊娠胎气;心中痛者,倍加芎藭。当归芍药散方在当归,用之治妊娠腹中疼痛。胶艾汤方在阿胶,用之治妊娠胞阻,漏血腹痛。奔豚汤方在李根白皮,用之治奔豚,气冲腹痛。以风木郁冲,则气阻而痛作。芎藭疏木而达郁,散滞气而止疼痛也。

温经汤方在茱萸,用之治妇人带下,瘀血在腹,腹满里急,下利不止。以其风木郁陷,则血瘀而利生。芎藭疏木达郁,破瘀血而止泄利也。

酸枣仁汤方在酸枣,用之治虚劳虚烦不眠。薯蓣丸方在薯蓣,用之治虚劳,风气百病。当归散方在当归,用之治妇人妊娠诸病。皆以其疏木而达郁也。

芎藭辛烈升发,善达肝郁,行结滞而破瘀涩,止疼痛而收疏泄,肝气郁陷者宜之。其诸主治,痈疽发背、瘰疬瘿瘤、痔漏疥疠诸疮皆医,口鼻、牙齿、便溺诸血皆止。

牡丹皮 味苦、辛,微寒,入足厥阴肝经。达木郁而清风,行瘀血而泻热。排痈疽之脓血,化藏府之癥瘕。

《金匮》肾气丸方在地黄,用之治消渴,小便反多。以肝木藏血而性疏泄,木郁血凝、不能疏泄水道,风生而燥盛,故上为消渴而下为淋涩。及其积郁怒发,一泄而不藏,则膀胱失约而小便不禁。丹皮行血清风,调通塞之宜也。

鳖甲煎丸方在鳖甲,用之治久疟而为癥瘕。桂枝茯苓丸方在桂枝,用之治妊娠宿有癥病。温经汤方在茱萸,用之治带下,瘀血在腹。大黄牡丹皮汤方在大黄,用之治肠痈脓成,其脉洪数。以其消癥瘀而排脓血也。

---

1 湿:诸本均同,据上文"性涩",疑系"涩"字之误。

牡丹皮辛凉疏利，善化凝血而破宿癥，泻郁热而清风燥。缘血统于肝，肝木遏陷，血脉不行，以致瘀涩而生风热。血行瘀散，则木达风清，肝热自退也。其诸主治，通经脉，下胞胎，清血热，凉骨蒸，止吐衄，断淋沥，安扑损，续折伤，除癫风，消偏坠。

桃仁 味甘、苦、辛，入足厥阴肝经。通经而行瘀涩，破血而化癥瘕。

《伤寒》桃核承气汤，桃仁五十枚，甘草、桂枝、芒硝各一两，大黄四两。治太阳伤寒，热结膀胱，其人如狂，外证已解，但小腹急结者。太阳为膀胱之经，膀胱为太阳之府。太阳表证不解，经热内传，结于膀胱之府，血室瘀蒸，其人如狂，是宜攻下。若外证未解，不可遽下，俟其表热汗散，但只小腹急结者，乃用下法。甘草补其中气，桂枝、桃仁行经脉而破凝瘀，芒硝、大黄泻郁热而下积血也。

抵当汤方在大黄，用之治血结膀胱，少腹鞭满。《金匮》鳖甲煎丸方在鳖甲，用之治久疟不愈，结为癥瘕。大黄蟅虫丸方在大黄，用之治虚劳腹满，内有干血。桂枝茯苓丸方在桂枝，用之治宿有癥病，胎动下血。下瘀血汤方在大黄，用之治产妇腹痛，中有瘀血。大黄牡[1]丹皮汤方在大黄，用之治肠痈脓成，其脉洪数。以其破癥瘀而行脓血也。

桃仁辛苦滑利，通经行血，善润结燥而破癥瘕。其诸主治，止咳逆，平喘息，断崩漏，杀虫蛊，疗心痛，医腹痛，通经闭，润便燥，消心下坚积，止阴中肿痒，缩小儿癫疝，扫男子牙血。

泡去皮尖。

土瓜根 味苦，微寒，入足厥阴肝经。调经脉而破瘀涩，润肠燥而清阴癫。

《金匮》土瓜根散，土瓜根、蟅虫、桂枝、芍药等分。为散，酒服方寸匕，日进三服。治女子经水不利，一月再见，少腹满痛者。以肝主藏血而性疏泄，木郁不能疏泄，血脉凝涩，故经水不利。木郁风动而愈欲疏泄，故一月再见。风木郁陷，遏塞冲突，故少腹满痛。从此郁盛而不泄则病经闭，泄多而失藏则病血崩。桂枝、芍药疏木而清风，土瓜根、蟅虫破瘀而行血也。又治阴门癫肿者，以其行血而达木也。肝气郁陷，则病癫肿。又导大便结者，以其泻热而润燥也。阳明伤寒，自汗出，小便利，津液内竭而便鞭者，当须自欲

---

1 牡：原脱，诸本均同，据本书卷一大黄释文、《金匮悬解》卷十九补。

大便,蜜煎导而通之,土瓜根、猪胆汁皆可为导。《肘后方》:土瓜根汁,入少水,内筒,吹入肛门内,取通。

土瓜根苦寒滑利,善行经脉,破瘀行血,化癖消癥。其诸主治,通经闭,下乳汁,消瘰疬,散痈肿,排脓血,利小便,滑大肠,疗黄疸,坠胎孕。

蔄蓄 味酸,微凉,入足厥阴肝经。行血通经,消瘀化凝。

《金匮》王不留行散方在王不留行,用之治病金疮,以其行血而消瘀也。

蔄蓄辛凉清利,善行凝瘀,而通血脉。其诸主治,疗水肿,逐湿痹,下癥块,破瘀血,洗隐疹风瘙,傅脚膝肿痛。

七月七日采细叶,阴干百日用。

干漆 味辛,入足厥阴肝经。专通经脉,善破瘕癥。

《金匮》大黄䗪虫丸方在大黄,用之治虚劳腹满,内有干血,以其化坚癥而破干血也。

干漆辛烈之性,善破瘀血,其力甚捷。而尤杀诸虫,肝气遏抑,血瘀虫化者宜之。

炒枯存性,研细。

红蓝花 味辛,入足厥阴肝经。专行血瘀,最止腹痛。

《金匮》红蓝花酒,红蓝花一两,酒一升。煎减半,分服。治妇人诸风,腹中血气刺痛。肝主藏血,木郁风动,肝血枯燥,郁克己土,则生疼痛。红蓝花行血而破瘀,黄酒温经而散滞也。

红蓝花活血行瘀,润燥止痛,最能疏木而清风。其诸主治,通经脉,消胕肿,下胎衣,开喉闭,苏血晕,吹聤耳。

败酱 味苦,微寒,入足厥阴肝经。善破瘀血,最排痈脓。

《金匮》薏苡附子败酱散方在薏苡,用之治肠痈脉数,以其排积脓而行瘀血也。

败酱苦寒通利,善破瘀血而消痈肿,排脓秽而化癥瘕。其诸主治,止心痛,疗腹疼,住吐衄,破癥瘕,催生产,落胎孕,收带下,平疥癣,除翳膜,去胬肉。败酱即苦菜也。

鳖甲 味咸,气腥,入足厥阴肝、足少阳胆经。破癥瘕而消凝瘀,调痈疽而排脓血。

《金匮》鳖甲煎丸,鳖甲十二分,柴胡六分,黄芩三分,人参一分,半夏一分,桂枝三分,芍药五分,阿胶三分,干姜三分,大黄三分,厚朴三分,葶苈一分,石韦三分,瞿麦二分,赤硝十二分,桃仁二分,丹皮五分,乌扇三分,紫葳三分,蜣螂六分,鼠妇三分,蜂窠四分,䗪虫五分。为末,煅,灶下灰一斗,清酒一斛五斗,浸灰,候酒尽一半,入鳖甲,煎化,取汁,入诸药中,煎为丸,梧桐子大,空心服七丸,日进三服。治病疟一月不差,结为癥瘕。以寒湿之邪,客于厥阴少阳之界,阴阳交争,寒热循环。本是小柴胡加桂姜证,久而不解,经气痞塞,结于胁下,而为癥瘕,名曰疟母。此疟邪埋根,不可不急治之也。鳖甲行厥阴而消癥瘕,半夏降阳明而松痞结,柴胡、黄芩清泻少阳之表热,人参、干姜温补太阴之里寒,此小柴胡之法也。桂枝、胶、芍疏肝而润风燥,此桂枝之法也。大黄、厚朴泻胃而清郁烦,此承气之法也。葶苈、石韦、瞿麦、赤硝利水而泄湿,丹皮、桃仁、乌扇、紫葳、蜣螂、鼠妇、蜂窠、䗪虫破瘀而消癥也。

升麻鳖甲汤方在升麻,用之治阳毒、阴毒,以其排脓秽而行血瘀也。

鳖甲化瘀凝,消癥瘕而排脓血。其诸主治,下奔豚,平肠痈,疗沙淋,治经漏,调腰痛,傅唇裂,收口疮不敛,消阴头肿痛。

醋炙焦,研细用。

紫葳 味酸,微寒,入足厥阴肝经。专行瘀血,善消癥块。

《金匮》鳖甲煎丸方在鳖甲,用之治病疟日久,结为癥瘕,以其行瘀而化癖也。

紫葳酸寒通利,破瘀消癥。其诸主治,通经脉,止淋沥,除崩中,收带下,平酒齄,灭风刺,治癫风,疗阴疮。紫葳即凌霄花。

䗪虫 味咸,微寒,入足厥阴肝经。善化瘀血,最补损伤。

《金匮》鳖甲煎丸方在鳖甲,用之治病疟日久,结为癥瘕。大黄䗪虫丸方在大黄,用之治虚劳腹满,内有干血。下瘀血汤方在大黄,用之治产后腹痛,内有瘀血。土瓜根散方在土瓜根,用之治经水不利,少腹满痛。以其消癥而破瘀也。

䗪虫咸寒疏利,专破癥瘀,兼补伤损。其诸主治,疗折伤,续筋骨。

炒枯存性,研细用。

蜣螂 味咸,微寒,入足厥阴肝经。善破癥瘕,能开燥结。

《金匮》鳖甲煎丸方在鳖甲,用之治病疟日久,结为癥瘕。以其破癥而开结也。

炒枯存性,研细用。

鼠妇 味酸,微寒,入足厥阴肝经。善通经脉,能化癥瘕。

《金匮》鳖甲煎丸方在鳖甲,用之治病疟日久,结为癥瘕。以其破血而消坚也。

炒枯存性,研细用。鼠妇,湿生虫,在砖石下,形如蠹鱼[1]。

蜂窠 味咸,入足厥阴肝经。能化结鞕,善破坚积。

《金匮》鳖甲煎丸方在鳖甲,用之治病疟日久,结为癥瘕。以其消结而破坚也。

炒枯存性,研细用。

虻虫 味甘,微寒,入足厥阴肝经。善破瘀血,能化宿癥。

《金匮》抵当汤方在大黄,用之治血结膀胱,少腹鞕满。大黄䗪虫丸方在大黄,用之治虚劳腹满,内有干血。以其破瘀而消癥也。

虻虫苦寒,专破浮结之血,最堕胎孕。

炒枯,去翅足,研细用。

水蛭 味咸、苦,微寒,入足厥阴肝经。善破积血,能化坚癥。

《金匮》抵当汤方在大黄,用之治血结膀胱,少腹鞕满。大黄䗪虫丸方在大黄,用之治虚劳腹满,内有干血。以其破坚而化积也。

水蛭咸寒,善下沉积之血,最堕胎孕。

炒枯存性,研细用。

蛴螬 味咸,微寒,入足厥阴肝经。能化瘀血,最消癥块。

《金匮》大黄䗪虫丸方在大黄,用之治虚劳腹满,内有干血。以其破瘀而化积也。

炒枯存性,研细用。

蜘蛛 味苦,微寒,入足厥阴肝经。能消偏坠,善治狐疝。

《金匮》蜘蛛散,蜘蛛十四枚,桂枝半两,为散,取八分匙,饮和,日再服。治狐疝,偏坠有大小,时时上下。以水寒木陷,气郁为肿。出入无常,状如妖狐。蜘蛛破瘀而消肿,桂枝疏木而升陷也。

炒枯存性,研细用。

雄黄 味苦,入足厥阴肝经。燥湿行瘀,医疮杀虫。

《金匮》雄黄散,雄黄,为末,筒瓦二枚合之,烧熏肛门。治狐惑蚀于肛者。以土湿木陷,郁而生热,化生虫䘌,蚀于肛门。雄黄杀虫而医疮也。

升麻鳖甲汤方在升麻,用之治阳毒、阴毒。以其消毒而散瘀也。

---

1 蠹鱼:虫名,常蛀食衣巾书帙。《白氏长庆集·伤唐衢》:"今日开箧看,蠹鱼损文字。"

雄黄燥湿杀虫,善治诸疮。其诸主治,消肿痛,治疮疡,化瘀血,破癥块,止泄痢,续折伤,避邪魔,驱虫蛇。

铅丹 味辛,入足少阳胆、足厥阴肝经。降摄神魂,镇安惊悸。

《伤寒》柴胡加龙骨牡蛎汤方在龙骨,用之治少阳伤寒,胸满烦惊。以其降逆而敛魂也。

铅丹沉重降敛,宁神魂而安惊悸。其诸主治,疗疮疡,去瞖膜。

铅粉 味辛,入足厥阴肝经。善止泄利,能杀蛔虫。

《伤寒》猪肤汤方在猪肤,用之治少阴病,下利咽痛;以其止利而医疮也。甘草粉蜜汤方在甘草,用之治蛔虫,吐涎心痛;以其燥湿而杀虫也。

铅粉燥涩之性,能杀虫而止滑溏。其诸主治,止诸血,疗诸疮,续折伤,染须发。

长沙药解卷三

昌邑黄元御坤载著

黄芪 味甘,气平,入足阳明胃、手太阴肺经。入肺胃而补气,走经络而益营。医黄汗血痹之证,疗皮水风湿之疾。历节肿痛最效,虚劳里急更良。善达皮腠,专通肌表。

《金匮》黄芪芍药桂酒汤,黄芪五两,芍药三两,桂枝三两,苦酒一升。治黄汗身肿,发热汗出而渴,汗沾衣,色黄如檗汁,脉自沉者。以汗出入水,水从窍入,淫泆于经络之间,阻其卫气,壅而为肿。卫气不行,遏其营血,郁而为热。脾为己土,肌肉司焉。水气浸淫,肌肉滋湿,营行经络之中,遏于湿土之内,郁热熏蒸,化而为黄。营秉肝气,而肝司五色,入脾为黄,营热蒸发,卫不能闭,则开其皮毛,泄为黄汗。缘营血闭遏,而木郁风动,行其疏泄之令也。风热消烁,津液耗伤,是以发渴。木气遏陷,不得升达,是以脉沉。黄芪走皮毛而行卫郁,桂枝走经络而达营郁,芍药、苦酒泻营热而清风木也。

桂枝加黄芪汤,桂枝三两,芍药三两,甘草二两,大枣十二枚,生姜三两,黄芪二两。治黄汗,两胫自冷,腰髋弛痛,如有物在皮中,身疼重,烦躁,腰以上汗出,小便不利。以水在经络,下注关节,外阻卫阳而内遏营阴。营遏木陷,温气沦郁,内热不宣,故两胫自冷。风木郁勃,经络鼓荡,故腰髋弛痛,如有物在皮中。湿淫外束,故疼重烦躁。木陷而郁于湿土,故小便不利。风升而开其孔窍,故腰以上汗出。水谷未消,中气满胀,营愈郁而热愈发,故食已则汗。暮而卫气入阴,为营气所阻,不得内敛,故外泄皮毛而为盗汗。营热郁隆,不为汗减,热蒸血败,不能外华皮腠,久而肌肤枯涩,必至甲错。血肉腐溃,必生恶疮。甘、枣、生姜补宣中气,芍药泻营热而清风木,桂枝达营气之郁,黄芪行卫气之郁,助以热粥而发微汗,经热自随汗泄也。

黄芪桂枝五物汤,黄芪三两,桂枝三两,芍药三两,生姜六两,大枣十二枚[1]。

---

1 枚:原脱,据集成本、石印本补。

治血痹,身体不仁,状如风痹,脉尺寸关上俱微,尺中小紧。以疲劳汗出,气蒸血沸之时,安卧而被微风,皮毛束闭,营血凝涩,卫气郁遏,渐生麻痹。营卫阻梗,不能煦濡肌肉,久而枯槁无知,遂以不仁。营卫不行,经络无气,故尺寸关上俱微。营遏木陷,郁动水内,而不能上达,故尺中小紧。大枣、芍药滋营血而清风木,姜、桂、黄芪宣营卫而行瘀涩,倍生姜者,通经而开痹也。

　　肝脾左旋,癸水温升而化血;肺胃右转[1],丁火清降而化气。血司于肝,其在经络则曰营;气司于肺,其在经络则曰卫。营行脉中,为卫之根;卫行脉外,为营之叶。营卫周行,一日五十度,阴阳相贯,如环无端。其流溢之气,内溉藏府,外濡腠理。营卫者,气血之精华者也。《二十二难》:脉有是动、有所生病。是动者,气也;所生病者,血也。气主煦之,血主濡之。气留而不行者,气先病也;血滞而不濡者,血后病也。血阴而气阳,阴静而阳动。阴则内守,阳则外散。静则不辟,动则不阖。而卫反降敛,以其清凉而含阴魄;营反温升,以其温暖而抱阳魂也。卫本动也,有阴以阖之,则动者化而为降敛;营本静也,有阳以辟之,则静者变而为升发。然则血之温暖,气煦之也;营之流行,卫运之也,是以气有所动,则血病生焉。气冷而后血寒,卫梗而后营瘀。欲调血病,必益血中之温气;欲调营病,必理营外之卫阳。卫气者,逆则不敛,陷则不发,郁则不运,阻则不通,是营血受病之原也。黄芪清虚和畅,专走经络,而益卫气。逆者敛之,陷者发之,郁者运之,阻者通之,是燮理卫气之要药,亦即调和营血之上品。辅以姜、桂、芍药之类,奏功甚捷,余药不及也。

　　五行之气,凉则收而寒则藏。气之清凉而收敛者,秉金气也。黄芪入肺胃而益卫气,佐以辛温则能发,辅以酸凉则善敛,故能发表而出汗,亦能敛表而止汗。小儿痘病,卫为营闭,不得外泄,卫旺则发,卫衰则陷。陷而不发者,最宜参芪,助卫阳以发之。凡一切疮疡,总忌内陷,悉宜黄芪。

　　蜜炙用。生用微凉,清表敛汗宜之。

　　薯蓣　味甘,气平,入足阳明胃、手太阴肺经。养戊土而行降摄,补辛金而司收敛。善息风燥,专止疏泄。

1　转:原作"降",诸本均同,据上文"肝脾左旋"、下文"丁火清降"、《四圣心源》
　卷一改。

《金匮》薯蓣丸，薯蓣三十分，麦冬六分，桔梗五分，杏仁六分，当归十分，阿胶七分，干地黄十分，芍药六分，芎䓖六分，桂枝十分，大枣百枚为膏，人参七分，茯苓五分，白术六分，甘草二十分，神曲十分，干姜三分，柴胡五分，白敛二分，豆黄卷十分，防风六分。蜜丸，弹子大，空腹酒服一丸。治虚劳诸不足，风气百疾。以虚劳之病，率在厥阴风木一经。厥阴风木，泄而不敛，百病皆生。肺主降敛，薯蓣敛肺而保精，麦冬清金而宁神，桔梗、杏仁破壅而降逆，此所以助辛金之收敛也。肝主升发，归、胶滋肝而养血，地、芍润木而清风，芎䓖、桂枝疏郁而升陷，此所以辅乙木之升发也。升降金木，职在中气。大枣补己土之精，人参补戊土之气，苓、术、甘草培土而泻湿，神曲、干姜消滞而驱寒，此所以理中而运升降之枢也。贼伤中气，是惟木邪。柴胡、白敛泻火而疏甲木，黄卷、防风燥湿而达乙木，木静而风息，则虚劳百病瘳矣。

阴阳之要，阳密乃固；阴平阳秘，精神乃治；阴阳离决，精气[1]乃绝《素问》语。四时之气，木火司乎生长，金水司乎收藏。人于秋冬之时，而行收藏之政，宝涩精神，以秘阳根，是谓圣人。下此于蛰藏之期，偏多损失，坎阳不密，木郁风生，木火行疏泄之令，金水无封闭之权，于是惊悸、吐衄、崩带、淋遗之病，种种皆起。是以虚劳之证非一，无不成于乙木之不谧，始于辛金之失敛。究之总缘于土败，盖坎中之阳，诸阳之根，坎阳走泄，久而癸水寒增，己土湿旺，脾不能升而胃不能降，此木陷金逆所由来也。法当温燥中脘，左达乙木而右敛辛金。薯蓣之性，善入肺胃而敛精神，辅以调养土木之品，实虚劳百病之良药也。

五味子　味[2]酸、微苦、咸，气涩，入手太阴肺经。敛辛金而止咳，收庚金而住泄。善收脱陷，最下冲逆。

《伤寒》小青龙汤方在麻黄，治太阳伤寒，心下有水气，干呕，发热而咳。用五味、干姜、细辛，敛肺降逆，以止咳嗽。

小柴胡汤方在柴胡，治少阳伤寒；若咳者，去人参、大枣、生姜，加五味、干姜。真武汤方在茯苓，治少阴病，内有水气，腹痛下利；若咳者，加五味半

1　气：原作"神"，诸本均同，据《素问悬解·生气通天论》、王注本《素问·生气通天论》改。

2　味：原脱，据闽本、蜀本、集成本、本书前后文例补。

升[1]，细辛、干姜各一两。四逆散方在甘草，治少阴病，四逆；咳者，加五味、干姜各五分，并主下利。《金匮》厚朴麻黄汤方在厚朴、射干麻黄汤方在射干并用之，以治咳嗽。小青龙汤，治痰饮咳逆，饮去咳止，气从少腹上冲胸咽者，以桂苓五味甘草汤治其气冲。咳嗽冲逆者，辛金之不敛也；泄利滑溏者，庚金之不敛也。五味酸收涩固，善敛金气，降辛金之上冲而止咳逆，升庚金之下脱而止滑泄，一物而三善备焉。金收则水藏，水藏则阳秘，阳秘则上清而下温，精固而神宁，是亦虚劳之要药也。

诃黎勒 味酸、微苦，气涩，入手阳明大肠、手太阴肺经。收庚金而住泄，敛辛金而止咳。破壅满而下冲逆，疏郁塞而收脱陷。

《金匮》诃黎勒散，诃黎勒十枚，为散，粥饮和，顿服。治气利。以肝脾郁陷，二气凝塞，木郁风动，疏泄失藏，而为下利。利则气阻而痛涩，是为气利。诃黎勒行结滞而收滑脱也。

肠陷而为利者，清气滞塞而不收也；肺逆而为咳者，浊气壅塞而不敛也。诃黎勒苦善泻而酸善纳，苦以破其壅滞，使上无所格而下无所碍，酸以益其收敛，使逆者自降而陷者自升，是以咳利俱止也。其治胸满心痛，气喘痰阻者，皆破壅降逆之力；其治崩中带下，便血堕胎者，皆疏郁升陷之功也。

白前 味甘、辛，入手太阴肺经。降冲逆而止嗽，破壅塞而清痰。

《金匮》泽漆汤方在泽漆，用之治脉沉之咳，是缘水气之里冲，非由风邪之外闭。泽漆治其水气，白前降冲逆而驱痰饮也。

白前善降胸胁逆气，心肺凝痰，嗽喘冲阻，呼吸壅塞之证，得之清道立通，浊瘀悉下。宜入补中之剂，并用乃效。

细辛 味辛，温，入手太阴肺、足少阴肾经。降冲逆而止咳，驱寒湿而荡浊。最清气道，兼通水源。

《伤寒》小青龙汤方在麻黄，治太阳伤寒，心下有水气，干呕，发热而咳。用细辛、干姜、五味，降逆敛肺，以止咳嗽。《金匮》以治痰饮，咳逆倚息。饮去咳止，气从少腹上冲胸咽，用桂苓五味甘草，治其气冲。冲气既低，而反更咳胸满者，用桂苓五味甘草去桂加干姜细辛方在干姜，治其咳满。《伤寒》真武汤方在茯苓，治少阴病，内有水气，腹痛下利；若咳者，加五味半

---

1 升：原作"斤"，据集成本、石印本、《伤寒论·辨少阴病脉证并治》改。

升[1]、细辛、干姜各一两。是皆小青龙之法也。

《金匮》厚朴麻黄汤方在厚朴、射干麻黄汤方在射干皆用之,以治咳而下寒者。

麻黄附子细辛汤方在麻黄、麻辛附子汤[2]方在桂枝、大黄附子汤方在大黄、赤丸方在乌头、乌梅丸方在乌梅皆用之,以治寒气之冲逆也。

防己黄芪汤方在防己,治风湿脉浮身重;气冲者,加桂枝三分;下有陈寒者,加细辛三分。风木冲逆,则用桂枝;寒水冲逆,则用细辛。此治冲逆之良法也。

肺以下行为顺,上行则逆,逆则气道壅阻,而生咳嗽。咳嗽之证,由于肺金不降,收气失政,刑于相火。其间非无上热,而其所以不降者,全因土湿而胃逆。戊土既湿,癸水必寒,水寒土湿,中气不运,此肺金咳逆之原也。

当火炎肺热之时,而推其原本,非缘寒气冲逆,则由土湿埋塞,因而水饮停瘀者,十居七八。然则上热者,咳嗽之标;水饮湿寒者,咳嗽之本也。

外感之咳,人知风寒伤其皮毛,而不知水饮湿寒,实伤其府藏。盖浊阴充塞,中气不运,肺金下达之路既梗,而孔窍又阖,里气愈阻,肺无泄窍,是以宗气壅迫,冲逆而为咳。若使里气豁通,则皮肤虽闭,而内降有路,不至于此也。

细辛温燥开通,利肺胃之壅阻,驱水饮而逐湿寒,润大肠而行小便,善降冲逆,专止咳嗽。其诸主治,收眼泪,利鼻壅,去口臭,除齿痛,通经脉,皆其行郁破结、下冲降逆之力也。

射干 味苦,微寒,入手太阴肺经。利咽喉而开闭塞,下冲逆而止咳嗽。最清胸膈,善扫瘀浊。

《金匮》射干麻黄汤,射干十二枚,紫菀三两,款冬三两,五味半升[3],细辛三两,半夏半升,生姜四两,大枣七枚,麻黄四两。治咳而上气,喉中如水鸡声。以风寒外闭,皮毛不泄,肺气郁迫,逆而上行,喉窍窄狭,泄之不及,以致呼吸闭塞,声如水鸡。射干、紫菀、款冬、五味、细辛、生姜、半夏下冲逆而破壅塞,大枣补其里,麻黄泻其表也。

---

1 升:原作"斤",据集成本、石印本、《伤寒论·辨少阴病脉证并治》改。

2 麻辛附子汤:据本书卷二桂枝释文,系指"桂甘姜枣麻附细辛汤"。

3 升:原作"斤",据蜀本、集成本、《金匮要略·肺痿肺痛咳嗽上气病脉证治》改。

气通于肺,内司呼吸而外主皮毛。皮毛虽闭,而内有下行之路,不至堵塞如是。是其平日土湿胃逆,浊气升隔,肺之降路不甚清通。一被外感,皮毛束闭,里气愈阻,内不能降而外不能泄,是以逆行而上冲,塞于咽喉,此即伤风齁喘之证。当饮食未消之际,水谷郁遏,中气胀满,故呼吸闭塞,迫急非常也。不降里阴,则胸膈莫容;不泄表寒,则经络终郁。射干降逆开结,善利肺气。麻黄外散其风寒,使经络松畅,则里气不迫;射干内降其冲逆,使咽喉清虚,则表气不壅。表邪外解而里阴下达,停痰宿水,积湿凝寒,皆从水道注泄而下,根株斩灭矣。

其诸主治,通喉痹,开胸满,止咽痛,平腹胀,泻肺火,润肠燥,行积痰,化瘀血,下经闭,消结核,破癥瘕,除疟母。鳖甲煎丸方在鳖甲用之以治疟母乌扇即射干也。下冲破结,是其长也。

紫菀 味苦、辛,入手太阴肺经。降气逆而止咳,平息贲而止喘。

《金匮》射干麻黄汤方在射干,用之治咳而上气,以其清肺而降逆也。

紫菀清金润肺,止咳定喘,而兼善敛血。劳嗽吐血之证,因于肺逆而不敛,肺气清降则血自敛矣。其他主治,开喉痹,通小便,定喘促,破息贲,止吐血,住便血,疗肺痈,行脓血,皆清金降逆之力也。

款冬花 味辛,气温,入手太阴肺经。降冲逆而止嗽喘,开痹塞而利咽喉。

《金匮》射干麻黄汤方在射干,用之治咳而上气,喉中如水鸡声,以其开痹而止喘也。

款冬降逆破壅,宁嗽止喘,疏利咽喉,洗涤心肺,而兼长润燥。肺逆则气滞而津凝,故生烦躁。肺气清降,浊瘀荡扫,津液化生,烦躁自止。其诸主治,除肺痈脓血,去痰涕胶粘,开咽喉喘阻,润胸膈烦躁,皆去浊还清之力也。

杏仁 味甘、苦,入手太阴肺经。降冲逆而开痹塞,泻壅阻而平喘嗽。消皮腠之浮肿,润肺肠之枯燥。最利胸膈,兼通经络。

《金匮》茯苓杏仁甘草汤,茯苓三两,杏仁五十个,甘草一两。治胸中痹塞,短气。以土湿胃逆,浊气冲塞,肺无降路,是以短气。茯苓泻湿而消满,杏仁破壅而降逆,甘草补中而培土也。薯蓣丸方在薯蓣、文蛤汤方在文蛤、厚朴麻黄汤方在厚朴,皆用之以降逆也。

《伤寒》麻黄汤方在麻黄,治太阳伤寒,恶风,无汗而喘者。麻杏甘石汤方在麻黄,治太阳伤寒,汗下后,汗出而喘者。桂枝加厚朴杏子汤方在厚朴,治太阳中风,下后表未解而微喘者。小青龙汤方在麻黄,治太阳伤寒,心下有水气,若喘者,去麻黄,加杏仁半升。皆用之以治喘也。

苓甘五味姜辛半夏加杏仁汤,茯苓四两,甘草三两,五味半升,干姜三两,细辛三两,半夏半升,杏仁半升。治支饮呕冒,饮去呕止,其人形肿者。以经气壅滞则为肿,杏仁利气而消滞也。麻杏薏甘汤方在麻黄,用之以泻表气之滞。矾石丸方在矾石、大陷胸丸方在大黄,用之以泻里气之滞也。麻仁丸方在麻仁[1]、大黄䗪虫丸方在大黄,用之以润燥也。

肺主藏气,降于胸膈而行于经络,气逆则胸膈闭阻,而生喘咳。藏病而不能降,因以痞塞;经病而不能行,于是肿痛。杏仁疏利开通,破壅降逆,善于开痹而止喘,消肿而润燥,调理气分之郁,无以易此。其诸主治,治咳逆,疗失音,止咯血,断血崩,杀虫䘌,除䱐[2]刺,开耳聋,去目翳,平胬肉,消停食,润大肠,通小便。种种功效,皆其降浊消郁之能事也。

薤白 味辛,气温,入手太阴肺、手阳明大肠经。开胸痹而降逆,除后重而升陷。最消痞痛,善止滑泄。

《金匮》苦蒌薤白白酒汤、苦蒌薤白半夏汤二方在苦蒌、枳实薤白桂枝汤方在枳实,并用之,治胸痹心痛,以其破壅而降逆也。

《伤寒》四逆散方在甘草,治少阴病,四逆。泄利下重者,加薤白三升,以其行滞而升陷也。

肺病则逆,浊气不降,故胸膈痹塞;肠病则陷,清气不升,故肛门重坠。薤白辛温通畅,善散壅滞。辛金不至上壅,故痹者下达而变冲和;庚金不至下滞,故重者上达而化轻清。其诸主治,断泄痢,除带下,安胎妊,散疮疡,疗金疮,下骨哽[3],止气痛,消咽肿,缘其条达凝郁故也。

桔梗 味苦、辛,入手太阴肺经。散结滞而消肿鞕,化凝郁而排脓血。疗咽痛如神,治肺痈至妙。善下冲逆,最开壅塞。

《伤寒》桔梗汤,桔梗二两,甘草二两。治少阴病,咽痛者。以少阴肾脉

---

1 麻仁:原作"麻黄",据闽本、蜀本、集成本、石印本改。
2 䱐:原作"痞",诸本均同。考字书无"痞"字,据《黄帝内经素问·生气通天论》《素问悬解·生气通天论》改。
3 哽:通"鲠""梗"。《后汉书·显宗孝明帝纪》:"祝哽在前。"《汉书·贾邹枚路传》作"祝鲠在后"。哽,《正韵》"与梗同"。

循喉咙而挟舌本,少阴心脉挟咽而系目系,少阴病则癸水上冲、丁火不降,郁热搏结而生咽痛。桔梗开冲塞而利咽喉,生甘草泻郁热而缓迫急也。通脉四逆汤方在甘草,治少阴病,下利脉微,咽痛者,去芍药,加桔梗一两,亦此法也。《金匮》以治肺痈咳而胸满,振寒脉数,咽干不渴,时出浊唾腥臭,久而吐脓如米粥者。以肺气壅塞,湿热淫蒸,浊瘀腐败,化而为脓。桔梗破壅塞而行腐败,生甘草泻郁热而清肺金也。

二白散,桔梗三分,贝母三分,巴豆一分。为散,白饮和服。治太阳中风,寒实结胸。以经病未解,而水土湿寒,乃以冷水噀灌,愈闭其表,寒湿郁动,逆冲清道,与膈上之阳,两相隔拒,寒热逼迫,痞结不开。桔梗、贝母清降其虚热,巴豆温下其湿寒,结散郁开,腐败难容,在上则涌吐而出,在下则泄利而去矣。《外台》以治肺痈者,排决脓瘀,令其吐泄而下,肺府清空,正气续复,不使养痈以贻祸也。

《金匮》排脓汤,桔梗三两,甘草二两,大枣十枚,生姜二两。以疮疽脓鞕,必当排而行之,使肿消而脓化。而死肌腐化,全赖中气。甘、枣培补脾精,生姜和中而行气,桔梗消结而化脓也。

排脓散,桔梗二分,芍药六分,枳实十六枚。为散,鸡子黄一枚,以散数钱揉均[1],饮和服之,日一服。以疮疽脓成,必当排而决之,使腐去而新生。而脓瘀既泻,营血必伤。桔梗行其凝瘀,枳实逐其腐败,芍药清肝风而凉营,鸡子黄补脾精而养血也。

薯蓣丸方在薯蓣、竹叶汤方在竹叶,并用之,以降肺气之逆也。

桔梗苦泻辛通,疏利排决,长于降逆而开结,消瘀而化凝,故能清咽喉而止肿痛,疗疮疽而排脓血。其诸主治,清头面,理目痛,通鼻塞,疗口疮,止气喘,平腹胀,调痢疾,破血瘀,皆降逆疏壅之力也。

橘皮 味辛、苦,入手太阴肺经。降浊阴而止呕哕,行滞气而泻郁满。善开胸膈,最扫痰涎。

《金匮》橘皮汤,橘皮四两,生姜八两。用以治干呕哕,而手足厥者。以胃土上逆,浊气熏冲,故生呕哕;中气堙郁,不能四达,故手足厥冷。橘皮破壅塞而扫瘀浊,生姜降冲逆而行凝滞也。

---

1 均:通"匀"。《康熙字典》:"匀……《说文》:少也。从勹从二。指事也。一曰均也。"

橘皮竹茹汤,橘皮二斤[1],竹茹二升,生姜半斤,甘草五两,人参一两,大枣三十枚。治哕逆者。以土衰胃逆,浊阴不降。甘、枣、人参补中气以培土,橘、姜、竹茹降浊阴而行滞也。

橘枳生姜汤,橘皮一斤[2],生姜半斤,枳实三两。治胸中痞塞,短气。以胃土逆升,浊气痞塞,肺无降路,是以短气。橘、姜破壅塞而降浊阴,枳实泻痞满而扫瘀腐也。《外台》茯苓饮[3]方在茯苓,即于橘枳生姜汤加参、术、茯苓,以治痰饮,补泻并行,可谓妙矣。

橘皮辛散之性,疏利通畅,长于降浊止呕,行滞消痰,而和平条达,不至破气而损正,行郁理气之佳药也。其诸主治,疗吹奶,调奶痈,除疟疾,消癥瘕,行胶痰,磨宿谷,利小便,通大肠,理嘈杂,治淋痢,下鱼骨鲠,杀寸白虫,总缘善行滞气也。

皂荚 味辛、苦、涩,入手太阴肺经。降逆气而开壅塞,收痰涎而涤垢浊。善止喘咳,最通关窍。

《金匮》皂荚丸,皂荚六两。去皮,酥炙,蜜丸梧子大,枣膏和汤服三丸,日夜四服。治咳逆上气,时时唾浊,但坐不得眠。以肺胃逆升,浊气郁塞,涎沫胶粘,下无泄路,故时时上唾。身卧则气道愈阻,弥增壅闷,故但坐不得眠。皂荚开闭塞而洗痰涎,通气道而降冲逆也。

皂荚辛烈开冲,通关透窍,搜罗痰涎,洗荡瘀浊,化其粘联。胶热之性,失其根据,攀附之援,藏府莫容,自然外去,虽吐败浊,实非涌吐之物也。其诸主治,开口噤,通喉痹,吐老痰,消恶疮,熏久痢脱肛,平妇人吹乳,皆其通关行滞之效也。

白酒 味辛,气温,入手太阴肺经。开胸膈之痹塞,通经络之凝瘀。

《金匮》苦蒌薤白白酒汤、苦蒌薤白半夏汤二方在苦蒌,并用之,以治胸痹心痛,以其开瘀而消滞也。

酒性辛温宣达,黄者重浊而走血分,白者轻清而走气分,善开闭塞而

---

1 斤:原作"升",据闽本、蜀本、《金匮悬解》卷十三、《金匮要略·呕吐哕下利病脉证治》改。

2 斤:原作"升",据闽本、蜀本、《金匮悬解》卷十六、《金匮要略·胸痹心痛短气病脉证治》改。

3 饮:原作"散",据闽本、蜀本、集成本、本书卷四茯苓释文改。

行经络,暖寒滞而止痛楚,故能治胸痹。

今之烧酒,与此证甚宜,用以代之,效更捷也。

葱白 味辛,气温,入手太阴肺经。回藏府之利泄,起经脉之芃减。发达皮毛,宣扬郁遏。

《伤寒》白通汤,葱白四茎,干姜一两,生附子一枚。治少阴病,下利。以寒水侮土,清气下陷,而为泄利。姜、附温水土之寒,葱白升清气之陷也。

通脉四逆汤[1]方在甘草,治少阴病,下利脉微,面色赤者,加葱九茎。以阳郁不能外达,故面赤,加葱白以宣阳气之郁也。

《金匮》旋覆花汤方在旋覆花,治妇人脉体芃减,用之以通经气之郁涩也。

葱白辛温发散,升陷达郁,行经发表,厥有功焉。其诸主治,下乳汁,散乳痈,消肿痛,止麻痹,疗下血,熨便癃,通淋涩,调泄痢。

麻黄 味苦、辛,气温,入手太阴肺、足太阳膀胱经。入肺家而行气分,开毛孔而达皮部。善泻卫郁,专发寒邪。治风湿之身痛,疗寒湿之脚肿。风水可驱,溢饮能散。消咳逆肺胀,解惊悸心忡。

《伤寒》麻黄汤,麻黄三两,桂枝二两,甘草一两,杏仁七十枚。治太阳伤寒,头痛恶寒,无汗而喘。以卫性敛闭,营性发扬,寒伤营血,闭其皮毛,是以无汗;肺气壅遏,是以发喘;寒愈闭而营愈发,裹束卫气,不得外达,是以恶寒。甘草保其中气,桂枝发其营郁,麻黄泻其卫闭,杏仁利其肺气、降逆而止喘也。

大青龙汤,麻黄六两,桂枝二两,杏仁五十个[2],甘草二两,生姜三两,大枣十二枚,石膏如鸡子大。治太阳中风,脉紧身痛,发热恶寒,烦躁无汗。以风中卫气,卫敛而风不能泄,是以无汗;遏闭营血,内热郁隆,是以烦躁。病虽中风,而证同伤寒,桂枝不能发矣。甘、枣补其脾精,桂枝发其营郁,麻黄泻其卫闭,杏、姜利肺壅而降逆气,石膏清肺热而退烦躁也。

小青龙汤,麻黄三两,桂枝三两,芍药三两,甘草二两,半夏三两,五味半

---

1 汤:原作"散",诸本均同,据《伤寒悬解》卷十一、《伤寒论·辨少阴病脉证并治》改。

2 杏仁五十个:原脱,据闽本、蜀本、集成本补。

升¹，细辛三两，干姜三两²。治太阳伤寒，心下有水气，干呕，发热而咳。以水饮中阻，肺胃不降，浊气逆冲，故作呕咳。甘草培其土气，麻、桂发其营卫，芍药清其经热，半夏降胃逆而止呕，五味、细辛、干姜降肺逆而止咳也。《金匮》以治痰饮咳逆倚息者，使水饮化气而随汗泄，降以五味、姜、辛，咳逆自平也。又以大、小青龙，通治溢饮。以饮水流行，归于四肢，不能化汗而外泻，则水饮注积，遏阻卫气，以致身体疼重。麻黄发汗，泻其四末之集水也。

麻杏甘石汤，麻黄四两，杏仁五十枚，甘草二两，石膏半斤。治太阳伤寒，汗下后，汗出而喘，无大热者。以经热未达，表里郁蒸，故汗出而喘。麻黄泻卫，甘草保中，杏仁降其逆气，石膏清其郁热也。

麻黄附子细辛汤，麻黄二两，附子一枚，细辛二两。治少阴病，反发热，脉沉者。以少阴脉沉而身反发热，则里寒已作而表寒未退。麻黄发其表寒，附子驱其里寒，细辛降其阴邪也。

麻黄附子甘草汤，麻黄二两，附子一枚，甘草二两。治少阴病，得之二三日，无里证者。以脉见沉细，经是少阴，而里证未作，宜解表寒。麻黄轻发其表，附子重暖其里，甘草培其中气也。

麻黄升麻汤，麻黄二两半，升麻一两一分，萎蕤十八铢，石膏六铢，知母十八铢，当归一两一分，芍药六铢，黄芩十八铢，桂枝六铢，茯苓六铢，白术六铢，甘草六铢，干姜六铢，天冬六铢³。治厥阴伤寒，大下后，咽喉不利，吐脓血，泄利不止者。以下后中气寒湿，相火上逆，刑辛金而为脓血；风木下陷，贼己土而为泄利。姜、甘、苓、术温中燥土，知、膏、冬、蕤清肺热而生津，归、芍、芩、桂滋肝燥而升陷，升麻理其咽喉，麻黄泻其皮毛也。

《金匮》麻杏薏甘汤，麻黄五钱，杏仁十枚，薏苡五钱，甘草一两。治风湿发⁴热身疼，日晡所剧。以汗出当风，闭其皮毛，汗热郁遏，淫溢窍隧，日晡

1　升：原作“斤”，据蜀本、《伤寒悬解》卷三、《伤寒论·辨太阳病脉证并治中》改。

2　三两：原作“二两”，据蜀本、《伤寒悬解》卷三、《伤寒论·辨太阳病脉证并治中》改。

3　天冬六铢：原脱，据蜀本、集成本、《伤寒悬解》卷十二、《伤寒论·辨厥阴病脉证并治》补。

4　发：原作“寒”，诸本均同，据《金匮悬解》卷四、《金匮要略·痉湿暍病脉证治》改。

湿动，应候而剧。甘草、薏苡补土而燥湿，杏仁利气而破壅，麻黄开窍而发汗也。

越婢汤，麻黄六两，石膏半斤，甘草二两，大枣十五枚，生姜三两。治风水身肿，脉浮汗出，恶风。以汗出遇风，窍闭汗阻，淫溢经隧，壅遏卫气，而为浮肿。麻黄发皮毛而泻水，石膏清肺金而泻热，甘、枣、生姜补脾精而和中也。

麻黄附子汤，麻黄三两，甘草一两，附子一枚。即少阴麻黄附子甘草方，而分两不同。治水病，脉沉小，属少阴，虚肿者。以土弱阳飞，肾寒水胀，流溢经络，而为浮肿。甘草、附子补土而暖肾，麻黄发表而泻水也。

风湿与风水，皆汗为风闭，而湿则未至成水，其证稍异。缘有内水，不但表寒，故多用麻黄。

肝司营血，中抱阳魂，其性温暖而发散；肺司卫气，内含阴魄，其性清凉而收敛。卫气清敛，则孔窍阖而寒不能伤，泄之以风，窍开而汗出，卫气失其收敛之性，故病中风；营血温散，则孔窍开而风不能中，闭之以寒，窍合而汗收，营血失其发散之性，故病伤寒。但卫性收敛，风愈泄而卫愈敛，则遏闭营血而生里热；营性发散，寒愈闭而营愈发，则裹束卫气而生表寒。以营血温升则化火而为热，卫气清降则化水而为寒，营郁而发热，卫闭而恶寒者，其性然也。风伤卫而营郁，故用桂枝以泻营；寒伤营而卫闭，故用麻黄以泻卫。桂枝通达条畅，专走经络而泻营郁；麻黄浮散轻飘，专走皮毛而泻卫闭。窍开汗出，则营卫达而寒热退矣。

麻黄发表出汗，其力甚大，冬月伤寒，皮毛闭塞，非此不能透发。一切水湿痰饮，淫溢于经络关节之内，得之霍然汗散，宿病立失。但走泻真气，不宜虚家。汗去阳亡，土崩水泛，阴邪无制，乘机发作，于是筋肉瞤动，身体振摇，惊悸奔豚诸证蜂生。祸变非常，不可不慎！

盖肾主五液，入心为汗，非血不酿，非气不酝，非水不变，非火不化。鼎沸而露滴者，水热而气暖也；身劳而出汗者，火动而血蒸也。汗出而温气发泄，是以战栗而振摇。所谓夺汗者无血，夺血者无汗，以其温气之脱泄，非谓汗血之失亡。

阳者，阴之神魂；阴者，阳之体魄。体魄者，神魂之宫室；神魂者，宫室之主人。上士重其人而轻其宫，人存而宫亦修；下士贱其主而贵其室，主亡而室亦坏矣。

煮去沫用。

根节止汗，发表去其根节，敛表但用根节。

苏叶 味辛,入手太阴肺经。降冲逆而驱浊,消凝滞而散结。

《金匮》半夏厚朴汤方在半夏,用之治妇人咽中如有炙脔,以其降浊而散滞也。

苏叶辛散之性,善破凝寒而下冲逆,扩胸腹而消胀满,故能治咽中瘀结之证,而通经达脉,发泻风寒,双解中外之药也。其诸主治,表风寒,平喘嗽,消痈肿,安损伤,止失血,解蟹毒。

苦蒌根 味甘、微苦,微寒,入手太阴肺经。清肺生津,止渴润燥。舒痉病之挛急,解渴家之淋癃。

《金匮》苦蒌桂枝汤,苦蒌根三两,桂枝三两,芍药三两,甘草二两,大枣十二枚,生姜三两。治太阳痉病,其证备,身体强,几几然,脉沉迟者。太阳之经,外感风寒,发汗太多,因成痉病。其证身热足寒,颈强项急,头摇口噤,背反张,面目赤。发热汗出,而不恶寒者,是得之中风,名曰柔痉。以厥阴风木,藏血而主筋,筋脉苦[1]燥,曲而不伸,是以项强而背反。木枯风动,振荡不宁,是以头摇而齿龂。太阳行身之背,故病在脊背。此因汗多血燥,重感风邪,郁其营气,故病如此。甘、枣补脾精而益营血,姜、桂达经气而泻营郁,芍药、苦蒌清风木而生津液也。

苦蒌瞿麦丸,苦蒌根三两,薯蓣二两,瞿麦一两,茯苓三两,附子一枚。治内有水气,渴而小便不利者。阳衰土湿,寒水停留,乙木郁遏,不能疏泄,故小便不利。木郁风动,肺津伤耗,是以发渴。瞿麦、苓、附泻水而温寒,薯蓣、苦蒌敛肺而生津也。

苦蒌牡蛎散,苦蒌根、牡蛎等分。为散,饮服方寸匕,日三服。治百合病,渴不差者。百合之病,肺热津伤,必变渴证。津液枯燥,故渴久不止。苦蒌、牡蛎清金敛肺,生津润燥而止渴也。

小青龙汤方在麻黄,治太阳伤寒,内有水气;渴者,去半夏,加苦蒌根三两。小柴胡汤方在柴胡,治少阳伤寒;渴者,去半夏,加人参、苦蒌根。以其凉肃润泽,清金止渴,轻清而不败脾气也。

清肺之药,最为上品,又有通达凝瘀,清利湿热之长。其诸主治,下乳汁,通月水,医吹奶,疗乳痈,治黄疸,消囊肿,行扑损瘀血,理疮疡肿痛。

苦蒌实 味甘、微苦,微寒,入手太阴肺经。清心润肺,洗垢除烦。开

---

1 苦:《类篇》"急也"。

胸膈之痹结，涤涎沫之胶粘。最洗瘀浊，善解懊憹。

《金匮》苦蒌薤白白酒汤[1]，苦蒌实一枚，薤白三两，白酒七升。治胸痹气短，喘息咳唾，胸背疼痛，寸口脉沉而迟，关上小紧数。以胸膈痹塞，气无降路，故喘息咳唾；逆冲胸背，而生痛楚；清道堙郁，爱生烦热。薤白、白酒开扩其壅塞，苦蒌清涤其郁烦也。

苦蒌薤白半夏汤，苦蒌实一枚，薤白三两，白酒一斗，半夏半升[2]。治胸痹不得卧，心痛彻背者。以胸膈痹塞，气无降路，逼迫宫城，故心痛彻背。背者，胸之府也。气不前降于腹，胸膈莫容，是以逆冲于脊背。薤白、白酒、半夏破壅而降逆，苦蒌清涤其郁烦也。

《伤寒》小陷胸汤，大苦蒌实一枚，半夏半升，黄连一两。治小结胸，正在心下，按之则痛，脉浮滑者。太阳中风，表证未解，下之太早，经阳内陷，为里阴所拒，结于胸膈，心下满痛，烦躁懊憹，脉沉而紧，是为结胸。结之小者，浊气冲塞，正在心下，其势稍缓，非按不痛，脉则浮滑，未至沉紧。而阳气郁遏，亦生烦热。半夏降其逆气，黄连泻其闷热，苦蒌涤其郁烦也。

小柴胡汤方在柴胡，治少阳伤寒，胸中烦而不呕者，去人参、半夏，加苦蒌实，以其清心而除烦也。

苦蒌实肃清凉润，善解郁烦；浊气郁蒸，涎沫粘联，心绪烦乱，不可言喻者得之，肺府清洁，神气慧爽。洗心涤肺之妙药也。其诸主治，消咽痛，治肺痿，涤痰涎，止咳嗽，通乳汁，下胞衣，理吹奶，调乳痈，解消渴，疗黄疸，通小便，润大肠，断吐血，收脱肛，平痈肿，医疮疡。

麦冬 味甘，微凉，入手太阴肺、足阳明胃经。清金润燥，解渴除烦。凉肺热而止咳，降心火而安悸。

《金匮》麦门冬汤，麦冬半斤[3]，半夏一升[4]，粳米三合，人参二两，甘草一两，

---

1 汤：原作"方"，诸本均同，据《金匮悬解》卷十六、《金匮要略·胸痹心痛短气病脉证治》改。

2 升：原作"斤"，据蜀本、集成本、《金匮悬解》卷十六、《金匮要略·胸痹心痛短气病脉证治》改。

3 半斤：诸本均同。《金匮悬解》卷十五、《金匮要略·肺痿肺痈咳嗽上气病脉证治》均作"七升"。

4 升：原作"斤"，诸本均同，据《金匮要略·肺痿肺痈咳嗽上气病脉证治》改。

大枣十二枚[1]。治咳嗽，火逆上气，咽喉不利。以肺胃上逆，相火刑金。麦冬、半夏清金泻火而降逆，甘、枣、参、粳补中化气而生津也。

《伤寒》炙甘草汤方在甘草，用之治少阳伤寒，脉结代，心动悸者。以少阳相火不降，致累君火，逆升而生烦悸。麦冬清心而宁神也。

薯蓣丸方在薯蓣、竹叶石膏汤方在竹叶，皆用之，以清金而润燥也。

麦冬清凉润泽，凉金泻热，生津除烦、泽枯润燥之上品。然无益中虚肺热之家，率因阳衰土湿，中气不运，胃胆上逆，相火刑金，原非实热之证。盖土湿胃逆，则肺胆不得右降，以土者四象之中气，毂败则轴折，轮辐不转，自然之理。戊土上壅，浊气填塞，肺胆无下降之路，此相火刑金之原也。金受火刑，失其清肃降敛之性，嗽喘吐衄，于是生焉。但服清润，阴旺湿滋，中气愈败，胃土更逆，上热弥增。是以虚劳淹滞，非无上热，而清金润肺之法，绝不能效，以救其标而伤其本也。此宜金土同医，故仲景用麦冬，必与参甘同剂。麦冬而得人参，清金益气，生津化水，雾露泛洒，心肺肃凉，洗涤烦躁之法，至为佳妙也。其诸主治，安魂魄，除烦悸，疗喉疮，治肺痿，解消渴，平咳嗽，止吐衄，下痰饮，利水湿，消浮肿，下乳汁，通经水。

天冬 味苦，气寒，入手太阴肺、足少阴肾经。清金化水，止渴生津。消咽喉肿痛，除咳吐脓血。

《伤寒》麻黄升麻汤方在麻黄，用之治厥阴伤寒，大下后，咽喉不利，吐脓血，泄利不止者。以其清火逆而利咽喉，疗肺痈而排脓血也。

水生于金，金清则水生。欲生肾水，必清肺金。清金而生水者，天冬是也。庸工以地黄血药，而滋肾水，不通极矣！盖肺主化气，气主化水；肺中之气，氤氲如雾；雾气清降，化而为水。其精液藏于肾而为精，其渣滓渗于膀胱而为尿。天暑衣厚，则表开而外泄；天寒衣薄，则表合而内注。汗尿一也，外内不同耳。而肺金化水，必因土燥；阳明庚金，燥气司权，收敛戊土之湿，化而为燥；胃气右转，肺气清降，而水化焉。此如凉秋变序，白露宵零也。土湿则中郁而胃逆，肺金莫降，雾气凝塞，淫蒸而化痰涎，水源绝矣。

天冬润泽寒凉，清金化水之力十倍麦冬，土燥水枯者甚为相宜。阳明

---

1 枚：原脱，诸本均同，据《金匮悬解》卷十五、《金匮要略·肺痿肺痈咳嗽上气病脉证治》补。

伤寒之家，燥土贼水，肠胃焦涸；瘟疫斑疹之家，营热内郁，藏府燔蒸。凡此闭涩不开，必用承气。方其燥结未甚，以之清金泻热，滋水滑肠，本元莫损，胜服大黄。又或疮疡热盛，大便秘塞，重剂酒煎，热饮亦良。肾阴有盛而无衰，宜温不宜补。土燥水枯之证，外感中止有此种，至于别经伤寒，此证甚少。若内伤杂病，率皆阴旺土湿，未有水亏者。土胜而水负则生，水胜而土负则死。天冬证绝不[1]偶见，未可轻服。其性寒滑湿濡，最败脾胃而泻大肠。阳亏阴旺，土湿便滑者，宜切忌之。久服不已，阳败土崩，无有不死。后世庸工，以此杀人，不可胜数。凡肺痿肺痈，吐衄嗽喘，一切上热之证，非土燥阳实者，概不宜此，用者慎之！其有水亏宜饵者，亦必制以渗利之味，防其助湿。土湿胃逆，痰涎淫生，愈服愈滋，而水源愈竭矣，是犹求水于阳燧[2]也。其诸主治，止咳逆，定喘促，愈口疮，除肿痛，疗肺痿，治肺痈，去痰涎，解消渴，利小便，滑大肠。

竹叶　味甘，微寒，入手太阴肺经。清肺除烦，凉金泻热。

《金匮》竹叶汤，竹叶一把，桔梗一两，生姜五两，附子一枚，葛根三两，桂枝一两，防风一两，甘草一两，人参一两，大枣十五枚。治产后中风，发热面赤，喘而头痛。以产后中气虚弱，阴阳不能交济，肝脾易陷，肺胃易逆，陷则下寒，逆则上热。风伤卫气，卫敛而遏营血，上热弥增，肺胃愈逆，故发热面赤、喘而头痛。肺胃愈逆而热愈增，则肝脾益陷而寒益甚。竹叶、桔梗凉肺而除烦，葛根、生姜清肺而降逆，附子温寒而暖水，桂、防燥湿而达木，甘、枣、人参补中而培土也。

竹叶石膏汤，竹叶二把，石膏一斤[3]，麦冬一升[4]，粳米半升，人参三两，甘草二两，半夏半升。治大病差后，虚羸少气，气逆欲吐者。以病后中虚，胃逆欲吐，三阳不降，燥热郁发。竹叶、石膏、麦冬[5]清金泻热而除烦，粳米、参、

1　不：无也。《诗经·国风·王风·君子于役》："不日不月。"
2　阳燧：向日光取火之凹面铜镜。《淮南子·览冥训》："夫阳燧取火于日，方诸取露于月，天地之间，巧历不能举其数。"
3　斤：原作"两"，诸本均同，据《伤寒悬解》卷十三、《伤寒论·辨阴阳易差后劳复病脉证并治》改。
4　升：原作"斤"，诸本均同，据《伤寒悬解》卷十三、《伤寒论·辨阴阳易差后劳复病脉证并治》改。
5　麦冬：原脱，据闽本、蜀本、集成本补。

甘补中化气而生津,半夏降逆而止呕也。

竹叶甘寒凉金,降逆除烦,泻热清上之佳品也。其诸主治,降气逆,止头痛,除吐血,疗发黄,润消渴,清热痰,漱齿衄,洗脱肛。

竹茹 味甘,微寒,入手太阴肺、足阳明胃经。降逆止呕,清热除烦。

《金匮》竹皮大丸,竹茹二分,石膏二分,白薇一分、有热二分,甘草七分,桂枝一分。枣肉和丸。治产妇乳子中虚,烦乱呕逆。以乳妇产子未久,中气尚虚,遇土郁木贼之时,胃逆作呕,爰生烦乱。竹茹降浊而止呕,石膏、白薇清金而除烦,甘草、桂枝培土而达木也。

橘皮竹茹汤方在橘皮,用之治哕逆,以其降逆而驱浊也。

竹茹甘寒之性,善扫瘀浊而除呕哕,清金敛肺,更其所长。其诸主治,除吐衄,止崩漏,治膈噎,疗肺痿。

萎蕤 味甘,入手太阴肺经。清肺金而润燥,滋肝木而清风。

《伤寒》麻黄升麻汤方在麻黄,用之治厥阴病,咽喉不利,吐脓血者。以金受火刑,萎蕤清金而润燥也。

萎蕤和平滋润,化气生津,解渴除烦,清金利水,益气润燥。其诸主治,止消渴,通淋涩,润皮肤,去黑䵟[1],疗目眦赤烂,治眼睛昏花。即玉竹。《三国志·华佗传》:以漆叶青黏散方,授弟子樊阿,谓可服食长生。青黏即玉竹也。

百合 味甘、微苦,微寒,入手太阴肺经。凉金泻热,清肺除烦。

《金匮》百合知母汤[2],百合七枚,知母二两。治百合病,发汗后者。伤寒之后,邪气传变,百脉皆病,是为百合。其证眠食俱废,吐利皆作,寒热难分,坐卧不安,口苦便赤,心烦意乱,不能指其为何经何藏之病也。然百脉之气,受之于肺,肺者百脉之宗也,是宜清肺。其在发汗之后者,津枯而金燔。百合清肺而生津,知母凉金而泻热也。

滑石代赭汤,百合七枚,滑石三两、碎,代赭石如鸡子大。治百合病,下之后者。下败中脘之阳,土湿胃逆,肺热郁蒸。百合清肺而泻热,滑石、代赭渗湿而降逆也。

百合鸡子汤,百合七枚,煎汤,入鸡子黄一枚,搅匀煎。治百合病,吐之后

1 䵟:通"皯"。《广韵》:"与皯同。"《说文解字》:"皯,面黑气也。"
2 百合知母汤:原作"知母百合汤",诸本均同,据《金匮悬解》卷六、《金匮要略·百合狐惑阴阳毒病脉证治》改。

者。吐伤肺胃之津,金土俱燥。百合清肺热而生津,鸡子黄补脾精而润燥也。

百合地黄汤,百合七枚,生地黄汁一斤。入百合汤,煎服。大便当如漆。治百合病,不经发汗、吐、下,病形如初者。不经发汗、吐、下,而瘀热淫蒸,败浊未泄。百合清肺而泻热,生地黄汁凉泻肠胃而下垢浊也。

百合洗方,百合一斤。水一斗,渍一宿,洗身。洗后食煮饼,勿以盐。治百合病,一月不解,变成渴者。火炎金燥,则肺热不解,变而为渴。肺主皮毛。百合洗皮毛,以清肺热也。

百合滑石散,百合一两,滑石二两。为散,饮服方寸匕,日三服。微利,止服,热则除。治百合病,变发热者。湿动胃逆,肺郁生热。百合清金而泻热,滑石利水而除湿也。

百合凉金润燥,泻热消郁,清肃气分之上品。其诸主治,收涕泪,止悲伤,开喉痹,通肺痈,清肺热,疗吐血,利小便,滑大肠,调耳聋、耳痛,理胁痛、乳痈、发背诸疮。

水渍一宿,白沫出,去其水,更以泉水煎汤用。

贝母　味苦,微寒,入手太阴肺经。清金泻热,消郁破凝。

《伤寒》二白散方在桔梗、《金匮》当归贝母苦参丸方在当归,并用之,以其清金而泻热也。

贝母苦寒之性,泻热凉金,降浊消痰,其力非小,然轻清而不败胃气,甚可嘉焉。其诸主治,疗喉痹,治乳痈,消瘿瘤,去翳肉,点翳障,傅疮痈,止吐衄,驱痰涎,润心肺,解燥渴,清烦热,下乳汁,除咳嗽,利水道。

白薇　味苦、微咸,微寒,入手太阴肺、足太阳膀胱经。凉金泻热,清肺除烦。

《金匮》竹皮大丸方在竹茹,用之治乳妇中虚,烦乱呕逆。有热者,倍白薇,以其泻热而除烦也。

白薇苦寒,长于清金而除烦热,利水而通淋涩。其诸主治,通鼻塞,止血淋,清膀胱热涩,断胎产遗尿。

紫参　味苦,微寒,入手太阴肺、手阳明大肠经。消胸中之痞结,止肺家之疼痛。

《金匮》紫参汤,紫参半斤,甘草三两。治下利肺痛。以肺与大肠,相为表里,肠陷而利作,则肺逆而痛生。而肺肠之失位,原于中气之不运。盖己土不升则庚金陷,戊土不降则辛金逆。甘草补中而培土,紫参清金而破凝,使肺肠之气各复其升降之旧也。

泽漆汤方在泽漆,用之治咳逆而脉沉者,以其清金而降逆也。

紫参苦寒,清金泻热,降冲逆而破凝塞,清咳嗽而止疼痛。金清则肺气收摄,故长于敛血。金清则肺气通调,故长于行瘀。其诸主治,止吐衄,消痈肿,利小便,滑大肠,治金疮,调血痢,破瘀血,通闭经,开胸膈积聚,散腹胁坚满。

柏叶 味苦、辛、涩,入手太阴肺经。清金益气,敛肺止血。

《金匮》柏叶汤,柏叶三两,干姜三两,艾三把,马通汁一升。治吐血不止者。以中虚胃逆,肺金失敛,故吐血不止。干姜补中而降逆,柏、艾、马通敛血而止吐也。

血生于木而摄于金,庚金不收则下脱于便尿,辛金不降则上溢于鼻口。柏叶秉秋金之收气,最能止血,缘其善收土湿,湿气收则金燥而自敛也。其诸主治,止吐衄,断崩漏,收便血,除尿血,傅烧灼,润须发,治历节疼痛。

柏实 味甘、微辛,气香,入手太阴肺经。润燥除烦,降逆止喘。

《金匮》竹皮[1]大丸方在竹茹,治乳妇中虚,烦乱呕逆。烦喘者,加柏实一分,以其清金降逆而止烦喘[2]也。

柏实清润降敛,宁神调气,善去烦躁,而止喘逆。缘其香甘入土,能行凝滞,开土郁,肺胃右行,神气下达,烦喘自定。其诸主治,安魂魄,止惊悸,润肠秘,泽发焦。

蒸晒,炒,去皮,取仁用。

鸡子白 味甘,气腥,微寒,入手太阴肺经。疗咽喉之肿痛,发声音之喑哑。

《伤寒》苦酒汤[3]方在苦酒,治少阴病,咽中生疮,声音不出,用之以其消肿痛而发声音也。

---

1 皮:原作"茹",诸本均同,据本卷竹茹释文、《金匮悬解》卷二十一、《金匮要略·妇人产后病脉证治》改。

2 喘:原作"呕",据闽本、上文"烦喘者"改。

3 汤:原作"方",诸本均同,据本书卷二苦酒释文、《伤寒悬解》卷十一、《伤寒论·辨少阴病脉证并治》改。

鸡子白秉天之清气，有金象焉，善消肿痛而利咽喉，清肺金而发声音。其诸主治，涂鼻疮，治发黄，傅肿痛，洗烧灼。鸡子黄在一卷。

猪肤　味甘，微寒，入手太阴肺经。利咽喉而消肿痛，清心肺而除烦满。

《伤寒》猪肤汤，猪肤一斤，白蜜一斤，白粉五合。治少阴病，下利咽痛，胸满心烦者。以少阴寒水，侵侮脾胃，脾土下陷，肝脾不升，则为下利；胃土上逆，胆胃不降，相火刑金，则为咽痛。浊气冲塞，宫城不清，则胸满而心烦。猪肤、白蜜清金而止痛、润燥而除烦，白粉涩滑溏而收泄利也。

肺金清凉而司皮毛。猪肤秉金气之凉肃，善于清肺。肺气清降，君相归根，则咽痛与烦满自平也。猪膏在四卷。

瓜子　味甘，性寒，入手太阴肺、手阳明大肠经。清肺润肠，排脓决瘀。

《金匮》大黄牡丹皮汤方在大黄，用之以其破瘀而排脓也。

瓜子仁甘寒疏利，善开壅滞而决脓血，故能治肠痈。

知母　味苦，气寒，入手太阴肺、足太阳膀胱经。清金泻热，止渴除烦。

《伤寒》白虎汤方在石膏、《金匮》酸枣仁汤方在枣仁[1]、桂枝芍药知母汤方在桂枝，并用之，以其清金而泻火，润燥而除烦也。

知母苦寒之性，专清心肺而除烦躁，仲景用之以泻上焦之热也；甚败脾胃而泻大肠，火衰土湿，大便不实者忌之。后世庸工，以此通治内伤诸病，滋水灭火，误人性命，至今未绝。其诸主治，泻大肠，清膀胱。

石膏　味辛，气寒，入手太阴肺、足阳明胃经。清金而止燥渴，泻热而除烦躁。

《伤寒》白虎汤，石膏一斤，知母六两，甘草二两，粳米六两。治太阳伤寒，表解后，表有寒，里有热，渴欲饮水，脉浮滑而厥者。太阳表解之后，阴旺则汗去阳亡而入太阴，阳旺则汗去阴亡而入阳明，表解而见燥渴，是府热内动，将入阳明也。阳明戊土，从庚金化气而为燥；太阴辛金，从己土化气而为湿。阳旺之家，则辛金不化己土之湿而亦化庚金之燥，胃热未发而肺燥先动，是以发渴。石膏清金而除烦，知母泻火而润燥，甘草、粳米补中化气、生津而解渴也。

《金匮》小青龙加石膏汤，麻黄三两，桂枝三两，芍药三两，甘草二两，半夏

1　枣仁：原作"酸枣"，据蜀本、本书卷二"枣仁"改。

半升,五味半升,细辛三两,干姜二两,石膏二两。治心下有水,咳而上气,烦躁而喘,肺胀脉浮者。以水饮内阻,皮毛外阖,肺气壅遏,而生咳喘。小青龙发汗以泻水饮,石膏清热而除烦躁也。

《伤寒》大青龙汤方在麻黄,用之治太阳中风,不汗出而烦躁者。麻杏甘石汤方在竹叶[1],用之治大病差后,气逆欲吐者。《金匮》越婢汤方在麻黄,用之治风水恶风,续自汗出者。木防己汤方在防己,用之治膈间支饮,其人喘满者。厚朴麻黄汤方在厚朴,用之治咳而脉浮者。文蛤汤方在文蛤,用之治吐后渴欲得水,而贪饮者。竹皮大丸方在竹茹,用之治乳妇烦乱呕逆者。皆以其泻热而除烦也。

石膏辛凉之性,最清心肺而除烦躁,泻郁热而止燥渴;甚寒脾胃,中脘阳虚者勿服。其诸主治,疗热狂,治火嗽,止烦喘,清燥渴,收热汗,消热痰,住鼻衄,除牙痛,调口疮,理咽痛,通乳汁,平乳痈,解火灼,疗金疮。

研细,绵裹,入药煎。虚热,煅用。

桑根白皮[2]　味甘、涩、辛,微寒,入手太阴肺经。清金利水,敛肺止血。

《金匮》王不留行散方在王不留行,用之治病金疮,以其清肺而敛血也。

桑根白皮甘辛敛涩,善泻湿气而敛营血。其诸主治,清肺火,利气喘,止吐血,断崩中,通小便,疗水肿,消痰饮,止吐泄,理金疮,傅石痈,生眉发,泽须鬓,去寸白虫,涂鹅口疮。

汁搽口疮,沥搽疥疮。三月三日采东南根,阴干百日。

旋覆花　味咸,入手太阴肺、足阳明胃经。行凝涩而断血漏,涤瘀浊而下气逆。

《金匮》旋覆花汤,旋覆花三两,葱白十四茎,新绛少许。煎,顿服。治妇人半产漏下。以肝脾阳虚,胎元失养,是以半产;血瘀不升,是以漏下。旋覆行血脉之瘀,葱白通经气之滞,新绛止崩而除漏也。

《伤寒》旋覆代赭汤,旋覆花三两,半夏半升,代赭石一两,人参二两,甘草三两,大枣十二枚,生姜五两。治伤寒,汗吐下后,表证已解,心下痞鞕,噫气

1　麻杏甘石汤方在竹叶:诸本均同,其间有脱文。据上下文例,以及麻黄、竹叶释文,当于"麻杏甘石汤"下补入"方在麻黄。用之治太阳伤寒,汗下后,汗出而喘,无大热者。竹叶石膏汤"二十七字。

2　桑根白皮:原作"桑根皮",诸本均同,据本书目录及其释文改。

不除者。以土虚胃逆,硙甲木下行之路,胃口痞塞,浊气不降。参、甘、大枣补其中脘,半夏、姜、赭降其逆气,旋覆花行其瘀浊也。

旋覆花通血脉而行瘀涩,能除漏滴;清气道而下痰饮,善止哕噫。其诸主治,逐痰饮,止呕逆,消满结,软痞鞭,通血脉,消水肿。

长沙药解卷四

昌邑黄元御坤载著

茯苓 味甘,气平,入足阳明胃、足太阴脾、足少阴肾、足太阳膀胱经。利水燥土,泻饮消痰。善安悸动,最豁郁满。除汗下之烦躁,止水饮之燥渴。淋癃泄痢之神品,崩漏遗带之妙药。气鼓与水胀皆灵,反胃共噎膈俱效。功标百病,效著千方。

《伤寒》五苓散,茯苓十八铢,猪苓十八铢,泽泻一两六铢,白术十八铢,桂枝半两。治太阳中风,内有水气,渴欲饮水,水入则吐者。以宿水停留,因表郁而内动,阻隔三阳,不得下行,是以渴欲饮水;而以水投水,又复不受,是以水入则吐。茯、猪、术、泽泻水而燥土,桂枝行经而发表也。治太阳伤寒,汗后脉浮,小便不利,热微消渴者。以汗泻脾阳,己土湿陷,乙木抑遏,不能疏泄水道,故小便不利;木郁风生,肺津伤耗,是以消渴。茯、猪、术、泽泻湿而生津液,桂枝达木以行疏泻也。

《金匮》小[1]半夏加茯苓汤,半夏一升,生姜半斤,茯苓四两。治饮家水停心下,先渴后呕。饮家水停心下,土湿津凝,必作燥渴,而再得新水,愈难消受,是以呕吐。苓、姜、半夏降浊阴而泻水饮也。

茯苓泽泻汤,茯苓八两,泽泻四两,白术三两,甘草二两,桂枝二两,生姜四两。治反胃呕吐,渴欲饮水者。以土湿木郁,抑塞不升,下窍闭结,浊阴无降泄之路,胆胃俱逆,是以呕吐。桂枝达木郁而升陷,生姜利胃壅而降逆,术、甘补土而生津,苓、泽泻水而去湿也。

《外台》茯苓饮,茯苓三两,人参三两,白术三两,枳实三两,橘皮二两半,生姜四两。治心胸中停痰宿水,吐出水后,心胸间虚满,不能食者。心胸阳位,而痰水停宿,全缘中焦土湿。宿水虽吐,停痰尚在,而其中脘不旺,一吐之后,胃土上逆,浊气壅塞,是以虚满,不能下食。参、术、茯苓补中而燥土,

---

1 小:原脱,诸本均同,据《金匮悬解》卷十四、《金匮要略·痰饮咳嗽病脉证并治》补。

枳、橘、生姜降浊而消满也。

《伤寒》桂枝去桂加茯苓白术汤，芍药二两，甘草二两，生姜三两，大枣十二枚，茯苓三两，白术三两。治太阳伤寒，汗出不解，头疼发热无汗，心下满痛，小便不利。以汗后亡阳，水泛土湿，胃气上逆则心下满痛，脾气下陷则小便不利。苓、术燥土泻水而消满也。

小青龙汤方在麻黄，治太阳伤寒，心下有水气，小便不利；少腹满者，去麻黄，加茯苓四两。《金匮》黄芪建中汤方在黄芪，治虚劳里急；腹满者，去大枣，加茯苓一两半。缘土湿木郁，两气壅塞，而生痞满。茯苓泻湿，满自消也。

《伤寒》苓桂术甘汤，茯苓四两，桂枝二两，白术二两，甘草二两。治太阳伤寒，吐下之后，心下逆满，气上冲胸，起则头眩，又复发汗动经，身为振振摇者。吐下泻其藏中之阳，风木动于藏，而气上冲胸膈；复汗以泻其经中之阳，风木动于经，则身体振摇。缘水泛土湿，而木气郁动也。桂枝疏木而达郁，术、甘、茯苓培土而泻水也。

真武汤，茯苓三两，白术二两，附子一枚，芍药二两，生姜三两。治少阴病，内有水气，腹[1]痛下利，小便不利，四肢沉重疼痛，或呕者。以水泛土湿，风木郁遏，不能疏泄水道，故小便不利；木郁贼土，脾陷胃逆，故腹痛呕利；营血寒涩，不能行经络而充肢节，故四肢沉重疼痛。附子温癸水之寒，芍药清乙木之风，生姜降浊而止呕，苓、术燥土而泻湿也。治太阳中风，服大青龙汤，汗后亡阳，手足厥逆，筋惕肉瞤者。以阳亡土败，寒水大发，风木失温，郁动不宁，故手足厥冷而筋肉振动。芍药敛风木之摇荡，苓、术、附子温补火土而泻寒水也。治太阳伤寒，汗出不解，发热头眩，心下悸，身瞤动，振振欲擗地者。以汗后亡阳，水寒土湿，风木郁动，身体战摇。芍药清风木之振撼，苓、术、附子温补火土而泻寒水也。

苓桂甘枣[2]汤，茯苓半斤，桂枝四两，甘草二两，大枣十五枚。治汗后脐下悸动，欲作奔豚。风木郁动，是生振悸。心下悸者，枝叶之不宁；脐下悸者，

---

1 腹：原作"肠"，据蜀本、集成本、《伤寒悬解》卷十一、《伤寒论·辨少阴病脉证并治》，下文"故腹痛呕利"改。
2 枣：原作"草"，诸本均同，据《伤寒悬解》卷四、《伤寒论·辨太阳病脉证并治中》改。

終

根本之不安。脐下振悸,根本撼摇,则奔豚作矣。因于水旺土崩,而根本失培也。甘、枣补脾精以滋风木,桂枝达木郁而安动摇,茯苓泻水而燥土也。

《金匮》:假令瘦人,脐下有悸,吐涎水而颠眩,此水也,五苓散主之。理中丸方在人参,治霍乱吐利;若脐下筑者,肾气动也,去术,加桂四两;悸者,加茯苓二两。《伤寒》小柴胡汤方在柴胡,治少阳伤寒;心下悸,小便不利者,去黄芩,加茯苓。盖悸者,木也,所以致木之悸者,水也。缓则悸于心下,急则悸于脐间。脐下之悸用桂枝以疏木,心下之悸用茯苓以泻水,缓急之不同故也。

茯苓四逆汤,茯苓四两,甘草二两,人参一两,干姜一两,附子一两。治汗下之后,病仍不解,烦躁者。以汗下亡阳,土败水发,阳气拔根,扰乱无归,故生烦躁。参、甘、姜、附温补火土,茯苓泻其水邪也。

火位于上,水位于下。水寒而下润,火热而上炎。人之生也,火水必交,交则火胎于坎而水不寒,水孕于离而火不炎。水火相交,爰生湿气。土位在中,是以性湿。火燥水湿,自然之性。土生于火,而土之湿气,实化于水。水火之交,全赖乎土。己土左旋,坎阳东升而化火;戊土右转,离阴西降而化水。水火互根,寒热交济,则胃不偏燥而脾不偏湿,阴阳和平,是以无病。

物不能有盛而无衰。火盛则土燥,水盛则土湿。水不胜火,则湿不胜燥。然丁癸同宫,丁火不能敌癸水之寒;戊己并列,而戊土何能敌己土之湿!人之衰也,火消而水长,燥减而湿增,其大凡也。

土湿不运,升降倒行。水木下陷而寒生,火金上逆而热作。百病之来,莫不以此。自此以往,阳火渐亏,阴水渐盛。火复而土生则人存,水盛而土崩则人亡,是以仲景垂教,以少阴之负趺阳者为顺。土胜为顺,水胜为逆。古之圣人,燥土而制水;后之庸工,滋水而伐土。上智之与下愚,何其相远也!

土燥之病,《伤寒》惟阳明有之,而湿居其半,他经已不少睹,内伤杂病之中,那复有此!后世庸工,开滋阴补水之门,而医如萧斧[1],人若朝菌[2]矣。凡内伤诸病,如气鼓水胀,咳嗽痰饮,泄痢淋浊,吐衄崩漏,瘕疝带下,

---

1 萧斧:《说文解字系传》:"萧斧,则谓芟艾之斧也。"引申为削划之斧。

2 朝菌:菌类植物,朝生暮死。借喻生命极短。《庄子·逍遥游》:"朝菌不知晦朔。"

黄疸消渴,中风癫狂,惊悸遗精,反胃噎膈,泄秽吞酸,骨蒸毛热,闭经绝产,霍乱腹痛,伤风齁喘,种种幻怪,百出不穷,究其根原,悉缘土湿。茯苓泻水燥土,冲和淡荡,百病皆宜,至为良药。道家称其有延年之功,信非过也。

庸工用乳制,最缪不通!

猪苓 味甘,气平,入足少阴肾、足太阳膀胱经。利水燥土,泻饮消痰。开汗孔而泻湿,清膀胱而通淋。带浊可断,鼓胀能消。

《伤寒》猪苓汤,猪苓一两,茯苓一两,泽泻一两,滑石一两,阿胶一两。治阳明伤寒,脉浮发热,渴欲饮水,小便不利者。阳明之证,有燥有湿。阳明旺而太阴虚,则燥胜其湿;太阴旺而阳明虚,则湿胜其燥。己土湿陷,乙木抑遏,不能疏泄水道,则小便不利;木郁风动,肺津伤耗,则渴欲饮水;风气飘扬,而表寒未解,则脉浮发热。猪、茯、滑、泽燥己土而泻湿,阿胶滋乙木而清风也。治少阳病,下利,咳而呕渴,心烦不得眠者。以水旺土湿,风木郁陷,下克己土,疏泄不藏则为利,风燥亡津则为渴;乙木陷而甲木逆,上克戊土,浊气逆冲则为咳呕,相火上炎则心烦不得眠睡。猪、茯、泽、滑渗癸水而泻湿,阿胶滋乙木而清风也。

《金匮》猪苓散,猪苓、泽泻、白术等分。为散。治病在膈上,呕吐之后,而思水者。痰饮内阻,多见渴证,而投以新水,益复难容,故随饮而即吐。呕伤津液,应当作渴,而水停心下,则反不渴,是以先渴而即呕者,必有支饮。若饮在膈上,吐后而思饮水者,是饮去而津伤,为欲解也。此当急与之水,以救其渴。但其平日阳衰土湿,而后饮停膈上,宿水方去,又得新水,而土湿如前,不能蒸水化气,则新水又停矣。是当泻湿而生津。泽、苓泻水而去湿,白术燥土而生津也。

猪苓渗利泻水,较之茯苓更捷。但水之为性,非土木条达,不能独行。猪苓散之利水,有白术之燥湿土也;猪苓汤之利水,有阿胶之清风木也。五苓之利水,有白术之燥土,桂枝之达木也;八味之利水,有桂枝之达木,地黄之清风也。若徒求利于猪、茯、滑、泽之辈,恐难奏奇功耳。

去皮用。

泽泻 味咸,微寒,入足少阴肾、足太阳膀胱经。燥土泻湿,利水通淋。除饮家之眩冒,疗湿病之燥渴。气鼓水胀皆灵,膈噎反胃俱效。

《金匮》泽泻汤,泽泻五两,白术二两。治心下有支饮,其人苦冒眩者。以饮在心下,阻隔阳气下降之路,阳不根阴,升浮旋转,故神气昏冒而眩晕。此缘土湿不能制水,故支饮上泛。泽泻泻其水,白术燥其土也。

泽泻咸寒渗利,走水府而开闭癃,较之二苓淡渗,更为迅速。五苓、八味、茯苓泽泻、当归芍药诸方皆用之,取其下达之速,善决水窦,以泻土湿也。

葵子 味甘,微寒,性滑,入足太阳膀胱经。滑窍而开癃闭,利水而泻膀胱。

《金匮》葵子茯苓散,葵子一升,茯苓三两。为末,饮服方寸匕。治妊娠有水气,身重,小便不利,洒淅恶寒,起即头眩。以阳衰土湿,乙木下郁,不能行水,故身重而小便不利;木郁阳陷,是以恶寒;停水瘀阻,阳气浮荡,不能下根,故起则头眩。葵子滑窍而利水,茯苓泻满而渗湿。

妊娠胎气胀满,脾胃不运,积水郁遏,颇难疏决。葵子寒滑通利,善于开窍而行水。以茯苓泻其满,葵子滑其窍,满消而窍利,然后奔注而下。长于滑胎通乳,消散初起奶痈,以其泻湿燥土,滑利经脉之壅塞也。

瞿麦 味苦,微寒,入足厥阴肝、足太阳膀胱经。利水而开痈闭,泻热而清膀胱。

《金匮》苦蒌瞿麦丸方在苦蒌,用之治内有水气,渴而小便不利者,以其通水道而利小便也。又能行血,鳖甲煎丸方在鳖甲用之,以清湿热而破血积也。

瞿麦渗利疏通,善行血梗而达木郁,木达而疏泄之令畅,故长于利水。其他主治,清血淋,通经闭,决痈脓,落胎妊,破血块,消骨鲠,出竹刺,拔箭镞,皆其疏决开宕[1]之力也。

蒲灰 味咸,微寒,入足太阳膀胱经。开膀胱之闭,泻皮肤之水。

《金匮》蒲灰散,蒲灰半斤,滑石二斤。为散,饮服方寸匕,日三服。治小便不利。以水泛土湿,木郁生热,不能行水,热传己土,而入膀胱,膀胱热涩,小便不利。蒲灰咸寒而开闭涩,滑石淡渗而泻湿热也。

蒲灰咸寒,直走膀胱,而清热涩,利水至捷。

通草 味辛,入足厥阴肝、手少阴心、足太阳膀胱经。行血脉之瘀涩,利水道之淋癃。

《伤寒》当归四逆汤方在当归,用之治厥阴病,手足厥冷,脉细欲绝,以

---

1 宕:荡也。《正字通》:"与荡通。"《释名·释言语》:"荡,排荡去秽垢也。"

其通经络而开结涩也。

通草疏利壅塞，开通坠道，善下乳汁，而通月水，故能治经络结涩，性尤长于泻水。其诸主治，通经闭，下乳汁，疗黄疸，消水肿，开淋涩，消痈疽，利鼻痈，除心烦。

石韦 味苦，入足太阳膀胱经。清金泻热，利水开癃。

《金匮》鳖甲煎丸方在鳖甲，用之治疟日久，结为癥瘕，以其泻水而消瘀也。

石韦清肺除烦，利水泻湿，专治淋涩之证，并疗崩漏金疮，发背痈肿。

茵陈蒿 味苦，微寒，入足太阴脾、足太阳膀胱经。利水道而泻湿淫，消瘀热而退黄疸。

《伤寒》茵陈蒿汤，茵陈蒿六两，栀子十四枚、劈，大黄二两。治太阴病，身黄腹满，小便不利者。以己土湿陷，木郁热生，湿[1]热传于膀胱，水窍不开，淫溢经络，郁蒸而发黄色。茵陈利水而除湿，栀子、大黄泻热而消瘀也。

《金匮》茵陈五苓散，茵陈蒿末十分，五苓散五分。治病黄疸，茵陈行经而泻湿，五苓利水而开癃也。

茵陈通达经络，渗泄膀胱，性专去湿，故治发黄，并浴疮疥瘙痒之疾。

连翘 味苦，性凉，入足太阴脾、足太阳膀胱经。清丁火而退热，利壬水而泻湿。

《伤寒》麻黄连翘赤小豆汤，麻黄二两，生姜二两，甘草一两，大枣十二枚，生梓白皮一斤，杏仁四十枚，连翘二两，赤小豆一升。治太阴伤寒，瘀热在里，身必发黄。以太阴湿旺，胃土贼于甲木，肺金刑于相火，木火郁遏，湿化为热，则发黄色。缘肺热则水道不利，湿无泄路，木主五色，入土而化黄也。甘、枣、生姜补土和中，麻黄泻皮毛之郁，杏仁降肺气之逆，生梓白皮清相火而疏木，连翘、小豆泻湿热而利水也。

连翘清心泻火，利水开癃，善除郁热之证。尤能行血通经，凉营散结，疗痈疽瘰疬之病，擅消肿排脓之长。

泽漆 味苦，微寒，入足太阳膀胱经。专行水饮，善止咳嗽。

《金匮》泽漆汤，泽漆三升，半夏半升，白前五两，紫参五两，黄芩三两，人参三两，甘草三两，桂枝三两，生姜五两。治咳而脉沉者。火浮水沉，自然之性，

---

1 湿：原作"温"，据蜀本、集成本、上文"己土湿陷，本郁热生"改。

其脉见沉,是有里水;水邪阻格,肺气不降,金受火刑,是以作咳。人参、甘草补中而培土,生姜、半夏降逆而驱浊,紫参、白前清金而破壅,桂枝、黄芩疏木而泻火,泽漆行其水积也。

泽漆苦寒之性,长于泻水,故能治痰饮阻格之咳。

入药用长流水煎。

赤小豆　味甘,入手太阳小肠、足太阳膀胱经。利水而泻湿热,止血而消痈肿。

《金匮》赤小豆当归散,赤小豆三升,当归十两、为散,浆水服方寸匕,日三服。治狐惑脓成,脉数心烦,默默欲卧,目赤眦青,汗出能食。以湿旺木郁,郁而生热,湿热淫蒸,肉腐脓化。赤小豆利水而泻湿热,当归养血而排脓秽也。又治先血后便者。以土湿木遏,郁而生风,疏泄不藏,以致便血。其下在大便之先者,是缘肝血之陷漏,其来近也。赤小豆利水而泻湿热,当归养血而清风木也。

《伤寒》瓜蒂散方在瓜蒂,用之治胸有寒瘀,心中痞鞕,气冲咽喉,以其涤胸中之湿淫也。

麻黄连翘赤小豆汤方在连翘,用之治太阴病,瘀热在里,身必发黄,以其泻经络之湿邪也。

赤小豆利水泻湿,行郁退热,安胎下乳,善治一切痈肿,及诸下血之病。

浸令毛出,曝干用。

防己　味苦、辛,性寒,入足太阴脾、足太阳膀胱经。泻经络之湿邪,逐藏府之水气。

《金匮》防己黄芪汤[1],防己一两,黄芪一两,甘草五钱,白术七钱五分,生姜四两,大枣三枚。服后当如虫行皮中,从腰以下如冰,上下绕被,温令微汗,差。治风湿脉浮身重,汗出恶风。以汗出当风,开其皮毛,汗液郁遏,不得外泄,浸淫经络,是谓风湿。病在经络,是以脉浮;湿性沉着,是以身重;风性疏泄,是以汗出恶风。术、甘燥土而补中,黄芪益卫以发表,防己泻腠理之湿邪也。

1　防己黄芪汤:原作"黄芪防己汤",诸本均同,据《金匮悬解》卷四、《金匮要略·痉湿暍病脉证治》乙转。

防己茯苓汤,防己三两,茯苓六两,黄芪三两,桂枝三两,甘草二两。治皮水为病,四肢肿者。水在皮肤,是谓皮水。四肢秉气于脾胃,缘土旺于四季也。水邪侮土,不能行气于四肢,故四肢作肿,聂聂动摇。甘草补土,黄芪、桂枝宣营卫之郁,防己、茯苓泻皮肤之水也。

己椒苈黄丸,防己一两,椒目一两,葶苈一两,大黄一两。蜜丸,如梧子大,食前服一丸,日三服[1]。治肠间有水气,腹满,口舌干燥者。水在肠间,阻遏中气,升降不行,是以腹满。防己、椒目泻湿而行水,葶苈、大黄浚[2]流而决壅也。

木防己汤,木防己三两,石膏如鸡子大[3],人参四两,桂枝二两。治膈间支饮,其人喘满,心下痞坚,面色黎[4]黑,脉沉紧者。以土湿胃逆,不能行水,故饮食停于胸膈;胃逆而阻胆经之降路,故心下痞坚;胃逆而阻肺气之降路,故胸中喘满。人参、桂枝补中而疏木,防己、石膏泻水而清金也。

汉防己泻经络之湿淫,木防己泻藏府之水邪。凡痰饮内停,湿邪外郁,皮肤黑黄,膀胱热涩,手足挛急,关节肿痛之证,悉宜防己。

海藻 味咸,性寒,入足少阴肾、足太阳膀胱经。利水而泻痰,软坚而消痞。

《伤寒》牡蛎泽泻散[5]方在牡蛎,用之治大病差后,从腰以下有水气者,以其利水而清热涩也。

海藻咸寒下行,走膀胱而通水道,善疗奔豚脚气、气鼓水胀之疾。而软坚化痞,尤为擅长,且凡瘿瘤瘰疬,癥疝癥瘕,一切痈肿坚顽之病皆医。

商陆根 味苦、辛、酸,入足太阳膀胱经。专泻水饮,善消肿胀。

---

1 服:原脱,据闽本、蜀本、集成本、《金匮悬解》卷十四、《金匮要略·痰饮咳嗽病脉证并治》补。

2 浚:疏通水道之意。

3 如鸡子大:诸本均同,《金匮悬解》卷十四作"鸡子大十二枚",《金匮要略·痰饮咳嗽病脉证并治》作"十二枚如鸡子大"。

4 黎:通"黧"。《正韵》:"黑也,与黧同。"

5《伤寒》牡蛎泽泻散:原作"《金匮》牡蛎泽泻散",诸本均同。此方《金匮要略》《金匮悬解》均不载,载于《伤寒悬解》卷十三、《伤寒论·辨阴阳易差后劳复病脉证并治》,据改。

《伤寒》牡蛎泽泻散[1]方在牡蛎,用之治大病差后,从腰以下有水气者,以其泻水而开闭癃也。

商陆根酸苦涌泻,专于利水,功力迅急,与芫、遂、大戟相同,得水更烈。善治水气肿胀之病,神效非常,兼疗痈肿疬癖诸证。

赤者大毒,用白者。鲜根捣汁,服后勿饮水。

葶苈 味苦、辛,性寒,入足太阳膀胱经。破滞气而定喘,泻停水而宁嗽。

《金匮》葶苈大枣泻肺汤,葶苈捣丸如弹子大,大枣十二枚。治支饮,喘不得息。饮阻肺金下降之路,肺气壅砀,喘不得息。大枣补脾精而保中气,葶苈泻肺壅而决支饮也。又治肺痈,喘不得卧者。以土湿胃逆,浊气痞塞,腐败瘀蒸,化而为脓,肺气阻格,喘不得卧。大枣补脾精而保中气,葶苈破肺壅而排脓秽也。

《伤寒》大陷胸丸方在大黄,用之治太阳结胸,以其开痹塞而泻痰饮也。

葶苈苦寒迅利,行气泻水,决壅塞而排痰饮,破凝瘀而通经脉。凡停痰宿水、嗽喘肿胀之病,甚奏奇功。月闭经阻,夜热毛蒸之疾,亦有捷效。

芫花 味苦、辛,入足太阳膀胱经。性专泻水,力能止利。

《伤寒》小青龙汤方在麻黄,治太阳伤寒,心下有水气。若微利者,去麻黄,加芫花如鸡子大,熬令赤色。水旺土湿则利作。芫花泻水而止利也。

《金匮》十枣汤方在大枣,用之治心胁痞痛、下利呕逆者,治悬饮内痛、脉沉而弦者,以其破壅塞而泻饮也。

芫花破气泻水,逐饮涤痰,止喘嗽而化疝瘕,消痈肿而平疮疥,善杀虫鱼,妙枯瘤痔,牙痛、头秃之病,皆有奇功。

甘遂 味苦,性寒,入足太阳膀胱经。善泻积水,能驱宿物。

《金匮》甘遂半夏汤,甘遂大者二枚,半夏十二枚,芍药五枚,甘草指大一枚。水二升,煮半升,入蜜半升,煎八合,顿服。治留饮欲去,心下坚满,脉伏,自利反快者。心下坚满,脉气沉伏,是有留饮。忽而自利反快,是水饮下行,渍于肠胃也。甘遂、半夏泻水而涤饮,甘草、芍药培土而泻木,蜂蜜滑大肠

1《伤寒》牡蛎泽泻散:原作"《金匮》牡蛎泽泻散",诸本均同。此方《金匮要略》《金匮悬解》均不载,载于《伤寒悬解》卷十三、《伤寒论·辨阴阳易差后劳复病脉证并治》,据改。

而行水也。

《伤寒》大陷胸汤方在大黄，用之治结胸热实，烦躁懊憹者。十枣汤方在大枣，用之治心胁痞痛、下利呕逆者，治悬饮内痛、脉沉而弦者。大黄甘遂汤方在大黄，用之治水与血结在血室者。皆以其破壅而泻痰饮也。

甘遂苦寒迅利，专决积水，凡宿痰留饮、经府停瘀、皮肤肿胀、便尿阻涩之证，一泻而下，其力甚捷。并下癥瘕积聚、一切陈菀之物。

大戟 味苦，性寒，入足太阳膀胱经。泻水饮之停留，通经脉之瘀涩。

《金匮》十枣汤方在大枣，用之治心胁痞痛、下利呕逆者，治悬饮内痛、脉沉而弦者，以其破结而驱饮也。

大戟破气泻水，兼化老血癥瘀，通经脉结闭，散颈腋痈肿，洗脚气肿痛之病，胥有捷效。

滑石 味苦，微寒，入足太阳膀胱经。清膀胱之湿热，通水道之淋涩。

《金匮》滑石白鱼散，滑石一斤，白鱼一斤，乱发一斤。为散，饮服方寸匕。治小便不利。以膀胱湿热，水道不通。滑石渗湿而泻热，白鱼、发灰利水而开癃也。

滑石代赭汤，滑石三两，代赭石如鸡子大，百合七枚。治百合病，下后者。下伤中气，湿动胃逆，肺郁生热。滑石利水而泻湿，百合、代赭清金而降逆也。

《伤寒》猪苓汤方在猪苓，用之治脉浮发热，渴欲饮水，小便不利者，以其渗膀胱而泻湿热也。《金匮》蒲灰散方在蒲灰，用之治皮水为病，四肢肿满者，以其泻经络之水也；治小便不利者，以其泻膀胱之湿也。百合滑石散方在百合，用之治百合病，变发热，以其利水而泻湿也。

滑石甘寒，渗泻水湿，滑窍隧而开凝郁，清膀胱而通淋涩，善治黄疸、水肿、前阴闭癃之证。

戎盐 味咸，微寒，入足太阳膀胱经。清膀胱而泻热，开癃闭而利水。

《金匮》茯苓戎盐汤，茯苓半斤，戎盐弹丸大，白术二两。治小便不利。以其土湿则水道不利。茯苓燥土而泻湿，戎盐利水而泻热也。

戎盐咸寒之性，直走膀胱，而清痰热，长于利水。其他主治，能止吐血尿血、齿舌诸血，以咸走血而性清降也。

味咸而甘，入药殊胜。食盐之苦[1]，即青盐也。

硝石 味咸、苦，性寒，入足太阳膀胱、足太阴脾经。清己土而退热，利壬水而泻湿。

《金匮》消矾散，消石、矾石等分。为散，大麦粥汁合服方寸匕。病从大小便去，大便黑，小便黄。治女劳黑疸，日晡发热，而反恶寒，足下热，膀胱急，少腹满，其腹如水状，身尽黄，额上黑，因作黑疸，大便黑，时溏。以女劳泻其肾阳，久而水寒土湿，乙木遏陷，郁生下热，攻逼己土，己土受之，湿亦化热。以其湿热传于膀胱，而木郁不能疏泄，故小便黄涩而不利。一感风邪，泻其卫气，卫气愈泻而愈敛，皮毛遂闭。膀胱瘀热，下不能泄而表不能达，因而淫溢经络，熏蒸肌肤，而发黄色。乙木陷于壬水，积郁莫散，则少腹胀满而膀胱迫急。日晡土旺之时，湿盛热发而木郁阳陷，故足下常热而身反恶寒。太阳膀胱之经，自目之内眦上额交颠，经气上逆，故额见黑色。久而土负水胜，黄化而黑，因成黑疸。谷渣不从土化，而从水化，因而大便亦黑。水从脾胃而侮土，则大便黑；土传膀胱而克水，则小便黄。总之，皆由于木邪，以肝主五色，入肾为黑，入脾为黄也。硝石咸苦，清热瘀而泻木；矾石酸涩，收湿淫而泻水也。

水中土木之郁，泻于小便，故其色黄；土中水木之郁，泻于大便，故其色黑。黑疸水陆瘀涩，隧路梗阻。硝石咸寒之性，直达下脘，利水路而泻谷道，合之矾石涤荡菀陈，注于二便，腐败扫除，正气清通。继以补中养火之剂，垂尽之命，可以再延也。

大黄硝石汤方在大黄，治黄疸腹满，小便不利，用之以清膀胱之湿热也。

硝石，扫地霜熬成，在上者，锋芒细白，是谓芒硝；水底成块者，谓之硝石。其性重浊下行，善于利水泻热，消瘀化腐，故能医黄疸之疾。

芒硝 味咸、苦、辛，性寒，入手少阴心、足太阳膀胱经。泻火而退燔蒸，利水而通淋沥。

《伤寒》柴胡加芒硝汤，柴胡半斤，黄芩三两，半夏半升，人参三两，甘草三两，大枣十二枚，生姜三两，芒硝六两。治少阳伤寒，十三日不解，胸胁满而呕，日晡所发潮热，已而微利者。伤寒之证，六日经尽当解，自能汗愈。迟者，

---

1 苦：即大咸。《尔雅·释言》："咸，苦也。"

十二日再经解矣。若十三日不解,已过再经之期,此非入藏,即是入府,必不在经中也。其胸胁痞满,而作呕吐,是少阳经证。日晡所发潮热,已而微利者,是阳明府证。以少阳之经,循胸胁而走足,经病而侵胃府,胃府被逼,逆而上行,阻格少阳下降之路,二气壅塞,故胸胁痞满;胃府郁迫,故水谷莫容,而生呕利。少阳以甲木而化相火,传于戊土,则胃府生热;阳明以戊土而化燥金,日晡土金旺相[1]之时,故府热应期,发如潮信。经府双病,此本大柴胡证,外解其经而内下其府,一定之法。乃已曾用丸药下过,缓不及事,而又遗其经证,是以犹见微利。宜先以小柴胡解其经病,后以柴胡而加芒硝清其府热。缘已服丸药,无须用大黄也。

《金匮》木防己去石膏加茯苓芒硝汤,木防己三两,人参四两,桂枝二两,茯苓四两,芒硝三合。治支饮在胸,喘满,心下痞坚,面黎黑,脉沉,服木防己汤,三日复发,复与不愈者。以土湿木郁,而生下热,去石膏之清上,加茯苓以泻湿,芒硝以清热也。

《伤寒》大承气汤方在大黄,用之治阳明病,胃热便难,所以泻阳明之燥热也。大陷胸汤方在大黄,用之治太阳病结胸,所以泻胸膈之湿热也。《金匮》大黄牡丹皮汤方在大黄,用之治肠痈脓成,脉洪数者,所以泻肠中之瘀热也。

芒硝咸苦大寒,下清血分,泻火救焚,软坚破积,利水道而通淋涩,利谷道而开结闭。结热瘀蒸,非此不退;宿痰老血,非此不消。寒泻之力,诸药不及。

赤硝 味咸、苦,入足厥阴肝、足太阳膀胱经。软坚破积,化癖消癥。

《金匮》鳖甲煎丸方在鳖甲,用之治久疟结为癥瘕,以其破瘀而消癥也。

赤硝即朴硝之赤者,凡斥[2]卤之地,咸水之旁,咸气浸淫,土上生霜,有白、有赤、有黄。《本草》所谓清白者佳,黄者伤人;赤者杀人,性烈故也。其清热软坚、消块化积,亦同诸硝,而迅利过之。

矾石 味酸、涩,微寒,入足太阴脾、足太阳膀胱经。善收湿淫,最化瘀浊。黑疸可消,白带能除。

《金匮》矾石丸,矾石三分、烧,杏仁一分。炼蜜丸,枣核大,内藏中。治妇

---

1 旺相:得时也。《论衡·命禄》:"春夏囚死,秋冬王相。"王,通"旺"。
2 斥:地咸卤曰斥。《尚书·夏书·禹贡》:"海滨广斥。"《释文》:"斥,谓地咸。"

人带下，经水闭不利，藏坚癖不止，中有干血，下白物。以干血结瘀，藏中癖鞕，阻碍经脉下行之路，以致经水闭涩不利；血瘀因于木陷，木陷因于土湿，湿土遏抑，木气不达，故经水不利；木陷于水，愈郁而愈欲泄，癸水不能封蛰，精液溢流，故下白物。矾石化败血而消痞鞕、收湿淫而敛精液，杏仁破其郁陷之滞气也。

硝矾散方在硝石，治女劳黑疸，以其燥湿而利水也。

《千金》矾石汤[1]，矾石二两。浆水一斗五升，煎，浸脚气。治脚气冲心，以其燥湿也。

矾石酸涩燥烈，最收湿气，而化瘀腐，善吐下老痰宿饮。缘痰涎凝结，粘滞于上下窍隧之间，牢不可动。矾石搜罗而扫荡之，离根失据，藏府不容，高者自吐，低者自下，实非吐下之物也。其善治痈疽者，以中气未败，痈疽外发，肉腐脓泄而新肌生长，自无余事。阳衰土湿，中气颓败，痈疽不能外发，内陷而伤府藏，是以死也。矾石收藏府之水湿，土燥而气达，是以愈也。

煅枯，研细用。

云母 味甘，入足少阳胆、足太阳膀胱经。利水泻湿，消痰除疟。

《金匮》蜀漆散方在蜀漆，用之治牝疟多寒，以其泻湿而行痰也。

疟以寒湿之邪，结于少阳之经，与淋痢之证，皆缘土湿而阳陷。云母泻湿行痰，故治牝疟而除淋痢。

白鱼 味甘，入足太阳膀胱经。善行水道，最通淋涩。

《金匮》滑石白鱼散方在滑石，用之治小便不利，以其利水也。

文蛤 味咸，微寒，入手太阴肺、足太阳膀胱经。清金除烦，利水泻湿。

《伤寒》文蛤散，文蛤。为散，沸汤和服方寸匕。治太阳中风，应以汗解，反以冷水噀灌，经热被劫而不得去，弥更益烦，肉上起粟，意欲饮水，反不渴者。表病不以汗解，反以冷水闭其皮毛，经热莫泻，烦躁弥增，卫郁欲发，升于汗孔，冲突皮肤，凝起如粟；烦热郁隆，意欲饮水，而热在经络，非在藏府，则反不觉渴。是其己土必当湿旺，若使非湿，表郁燥动，未有不渴者。文蛤除烦而泻湿也。《金匮》治渴欲饮水不止者，以湿土埋郁，乙木不得升

---

1 汤：原作"丸"，诸本均同，据《金匮悬解》卷三、《金匮要略·中风历节病脉证并治》及方后语"煎，浸脚气"改。

泄则膀胱热癃,辛金不得降敛则胸膈烦渴。文蛤清金而泻水也。

文蛤汤,文蛤五两,石膏五两,生姜三两,杏仁五十枚,麻黄三两,甘草三两,大枣十二枚。温服一升,汗出即愈。治吐后,渴欲得水,而贪饮者。以水饮既吐,胃气上逆,肺金格郁,刑于相火,是以渴而贪饮。甘草、大枣补土而益精,石膏、文蛤清金而泻湿,杏、姜破壅而降逆,麻黄发表而达郁也。

文蛤咸寒,清金利水,解渴除烦,化痰止嗽,软坚消痞,是其所长。兼医痔疮癥瘘,胸痹腰疼,鼻口疳蚀,便溺血脱之证。

煅粉,研细用。

鸡屎白　微寒,入足太阳膀胱经。利水而泻湿,达木而舒筋。

《金匮》鸡屎白散,鸡屎白。为散,水服方寸匕。治转筋为病,臂[1]脚[2]直,脉上下微弦,转筋入腹。筋司于肝,水寒土湿,肝木不舒,筋脉挛缩,则病转筋。鸡屎白利水道而泻湿寒,则木达而筋舒也。

《素问·腹中论》:有病心腹满,旦食则不能暮食,名为鼓胀。治之以鸡矢醴,一剂知,二剂已。

其性神于泻水,一切淋痢黄疸之证皆医。兼能化瘀破结,善磨癥瘕而消痈肿,傅瘰疬而涂癥瘘。

白鸡者良,腊月收之。

猪膏　味甘,微寒,入足太阳膀胱经。利水泻湿,滑窍行瘀。

《金匮》猪膏发煎,猪膏半斤,乱发鸡子大三枚。膏中煎之,发消药成,分再服。病从小便去。治诸黄。以土湿木陷,郁生下热,传于膀胱。膀胱闭癃,湿热熏蒸,随经逆上,侵于肌肤,则病黄疸。猪膏利水而清热,发灰泻湿而消瘀也。又治妇人阴吹。以土湿木陷,谷道郁塞,胃中浊气不得后泄,故自前窍喧吹而下。猪膏利水而滑大肠,发灰泻湿而通膀胱也。

猪膏利水滑肠,善通大小二便,治水肿带下之证。

乱发　味苦,入足太阳膀胱、足厥阴肝经。利水通淋,泻湿行瘀。

《金匮》猪膏发煎方在猪膏,用之治诸黄疸,及女子阴吹,以其泻湿而行滞也。滑石白鱼散方在滑石,用之治小便不利,以其利水而通淋也。

1　臂:原作"背",诸本均同,形近、音近之误,据《金匮悬解》卷十八、《金匮要略·趺蹶手指臂肿转筋阴狐疝蛔虫病脉证治》改。

2　脚:腿也。《说文解字》:"脚,胫也。"

发灰长于利水而善行血瘀,能止上下九窍之血,消一切痈肿,通女子经闭。童女发灰,治梦遗最神。

烧灰存性,研细用。

人尿 味咸,气臊,性寒,入手少阴心经。清心泻火,退热除烦。

《伤寒》白通加猪胆汁汤方在猪胆汁,用之治少阴病,下利,厥逆无脉,干呕烦者。以手足少阴,水火同居,少阴经病,水火不交,癸水下旺,丁火上炎,是以烦生。猪胆汁清相火而止呕,人尿清君火而除烦也。

水曰润下,润下作咸。水入膀胱,下从寒水化气,是以咸寒而清火,除烦而泻热。性能止血,而寒泻脾阳,不宜中虚家。

用童子小便清白者。

裈裆灰 味苦,入足少阴肾、足太阳膀胱经。泻壬水之湿寒,疗阴阳之交易。

《伤寒》烧裈散,中裈近隐处剪烧灰,阴阳水服方寸匕,日三服。小便即利,阴头微肿则愈。男用女者,女用男者。治伤寒阴阳易病,身体重,少气,少腹满,里急,或阴中筋挛,热上冲胸,头重不能举,眼中生花,膝胫拘急者。以伤寒之病,坎阳发泄,肌肤热蒸而阴精自寒。大病新愈,遽与人交,以其阴寒,传之于人。寒邪内入,直走[1]命门,水寒木枯,筋脉紧急。缘肝主筋,筋聚于前阴而属于关节,故阴器与膝胫皆挛。裈裆灰利水道而泻阴邪也。

裈裆受前阴之熏染,同类相招,善引阴邪,而通小便,故治阴阳易病,兼医女劳黄疸之病。

黄连 味苦,性寒,入手少阴心经。清心退热,泻火除烦。

《伤寒》黄连汤,黄连三两,桂枝三两,甘草三两,干姜[2]三两,人参二两,大枣十二枚,半夏半升。治太阴伤寒,胸中有热,胃中有邪气,腹中痛,欲呕吐者。以中气虚寒,木邪克土,脾陷而贼于乙木,故腹中痛;胃逆而贼于甲木,故欲呕吐。君火不降,故胸中有热。姜、甘、参、枣温中而补土,桂枝达乙木而止疼,半夏降戊土而止呕,黄连清君火而泻热也。

黄连阿胶汤,黄连四两,黄芩一两,芍药二两,阿胶三两,鸡子黄二枚。水五

---

1 直走:原作"走直",据闽本、蜀本、集成本乙转。
2 干姜:原作"生姜",诸本均同,据《伤寒悬解》卷十、《伤寒论·辨太阳病脉证并治下》改。

升，煎二升，去滓，入胶，消化，内鸡子黄，搅，温分三服。治少阴病，心烦不得卧。少阴水火同经，水胜则火负，火胜则水负。火本不胜水，其所以胜者，火旺而土燥也。君火下蛰，则心清而善寐；君火上亢，则心烦而不卧。缘坎水根于离阴，燥土克水，消耗心液，神宇不清，是以生烦。黄连清君火而除烦，芩、芍清相火而泻热，阿胶、鸡子黄补脾精而滋燥土也。

《金匮》黄连粉，黄连。研末，水调服。治浸淫疮。以土湿火升，郁生上热，湿热浸淫，结为毒疮。从口而走四肢则生，从四肢而入口则死。黄连泻湿热之浸淫也。

《伤寒》大黄黄连泻心汤方在大黄，治太阳伤寒，误下成痞。附子泻心汤方在附子，治心下痞鞭，恶寒汗出。甘草泻心汤方在甘草，治心下痞鞭，干呕心烦。生姜泻心汤方在生姜，治心下痞鞭，干噫食臭。半夏泻心汤方在半夏，治少阳伤寒，心下痞满。葛根黄连黄芩汤方在葛根，治中风下后，喘而汗出。干姜芩连人参汤方在干姜，治厥阴吐下后，食入即吐。小陷胸汤方在苦蒌，治小结胸，脉浮滑者。白头翁汤方在白头翁，治厥阴下利，热渴饮水者。乌梅丸方在乌梅，治厥阴蛔厥，心中疼热。皆用之，以其泻心君之火也。

火蛰于土，土燥则火降而神清，土湿则火升而心烦。黄连苦寒，泻心火而除烦热；君火不降，湿热烦郁者宜之。土生于火，火旺则土燥，火衰则土湿。凡太阴之湿，皆君火之虚也。虚而不降，则升炎而上盛。其上愈盛，其下愈虚，当其上盛之时，即其下虚之会[1]，故仲景黄连清上诸方，多与温中暖下之药并用，此一定之法也。凡泻火清心之药，必用黄连，切当中病即止，不可过剂，过则中下寒生，上热愈甚。庸工不解，以为久服黄连，反从火化，真可笑也。

朱砂　味甘，微寒，入手少阴心经。善安神魂，能止惊悸。

《金匮》赤丸，茯苓四两，半夏四两，乌头二两，细辛一两。研末，炼蜜丸，朱砂为衣，麻子大，酒下三丸。治寒气厥逆。以火虚土败，不能温水，寒水上凌，直犯心君。茯苓、乌头泻水而逐寒邪，半夏、细辛降逆而驱浊阴，朱砂镇心君而护宫城也。

朱砂降摄心神，镇安浮荡，善医惊悸之证。赤丸用之，取其保护君主，

1　会：期也。《诗小笺》："会，犹期也。"

以胜阴邪也。

牡蛎 味咸,微寒,性涩,入手少阴心、足少阴肾经。降胆气而消痞,敛心神而止惊。

《伤寒》牡蛎泽泻散[1],牡蛎、泽泻、海藻、蜀漆、葶苈、商陆根、苦蒌根等分。为散,白饮和服方寸匕。小便利,止服。治大病差后,从腰以下有水气者。大病新瘥,汗下伤中,之[2]后脾阳未复,不能行水,从腰以下,渐有水气。牡蛎、苦蒌清金而泻湿,蜀漆、海藻排饮而消痰,泽泻、葶苈、商陆决州都而泻积水也。

《伤寒》小柴胡汤方在柴胡,治少阳伤寒;胁下痞鞕,去大枣,加牡蛎,以其软坚而消痞也。

柴胡桂枝干姜汤方在干姜,用之治少阳伤寒,汗下后胸胁满结,以其化结而消满也。《金匮》苦蒌牡蛎散方在苦蒌,用之治百合病,渴不差者,以其凉金而泻热也。白术散方在白术,用之养妊娠胎气,以其消瘀而除烦也。

《金匮》桂枝龙骨牡蛎汤[3]、桂枝甘草龙骨牡蛎汤、桂枝去芍药加蜀漆龙骨牡蛎汤、柴胡加龙骨牡蛎汤诸方并在龙骨,皆用之,以其敛神而止惊也。

牡蛎咸寒降涩,秘精敛神,清金泻热,安神魂而保精液。凡心悸神惊、遗精盗汗之证皆医,崩中带下、便滑尿数之病俱疗,善消胸胁痞热。缘少阳之经,逆而不降,则胸胁鞕满,而生瘀热。牡蛎降摄君相之火,甲木下行,经气松畅,鞕满自消。一切痰血癥瘕、瘿瘤瘰疬之类,得之则化,软坚消痞,功力独绝。粉身止汗最良。

煅粉,研细用。

龙骨 味咸,微寒,性涩,入手少阴心、足少阴肾、足厥阴肝、足少阳胆

---

1 《伤寒》牡蛎泽泻散:原作"《金匮》牡蛎泽泻汤",诸本均同。此方《金匮要略》《金匮悬解》均不载,载于《伤寒悬解》卷十三、《伤寒论·辨阴阳易差后劳复病脉证并治》,据改。

2 之:犹其也。《诗经·国风·邶风·旄邱》:"旄邱之葛兮,何诞之节兮。"王引之云:"下之字训其,言旄邱之葛,何疏阔其节,而不相附?"

3 《金匮》桂枝龙骨牡蛎汤:原作"《伤寒》桂枝龙骨牡蛎汤",诸本均同。此方《伤寒论》《伤寒悬解》均不载,载于《金匮悬解》卷七、《金匮要略·血痹虚劳病脉证并治》,据改。

经。敛神魂而定惊悸,保精血而收滑脱。

《金匮》桂枝龙骨牡蛎汤,桂枝三两,芍药三两,甘草二两,生姜三两,大枣
十二枚,龙骨二两,牡蛎三两。治虚劳,失精血,少腹弦急,阴头寒,目眩发落,
脉得芤动微紧虚迟者。凡芤动微紧虚迟之脉,是谓清谷亡血失精之诊,男
子得之则为失精,女子得之则为梦交。以水寒土湿,风木疏泄,精血失藏
故也。相火升泄,则目眩发落;风木郁陷,则少腹弦急。桂枝、芍药达木而
清风燥,甘、枣、生姜补脾精而调中气,龙骨、牡蛎敛精血之失亡也。

《伤寒》桂枝甘草龙骨牡蛎汤,桂枝一两,甘草二两,龙骨二两,牡蛎二两。
治太阳伤寒火逆,下后,因烧针烦躁者。火逆之证,下之亡其里阳,又复烧
针发汗,亡其表阳,神气离根,因至烦躁不安。桂枝、甘草疏木郁而培中宫,
龙骨、牡蛎敛神气而除烦躁也。

桂枝去芍药加蜀漆龙骨牡蛎汤,桂枝三两,甘草二两,大枣十二枚,生姜
三两,龙骨四两,蜀漆三两,牡蛎五两。治太阳伤寒,脉浮,火劫亡阳,惊狂,起
卧而不安者。以火逼汗多,因致阳亡,君火飞腾,神魂失根,是以惊生;浊
阴上逆,迷失心宫,是以狂作。龙骨、牡蛎敛神魂而止惊,加蜀漆以吐瘀浊,
去芍药之泻阳气也。

柴胡加龙骨牡蛎汤,柴胡四两,半夏二合,人参两半,大枣六枚,生姜两半,
牡蛎二两半,桂枝两半,茯苓两半,铅丹两半,大黄一两,龙骨两半。治少阳伤寒
下后,胸满烦惊谵语,小便不利,一身尽重,不可转侧者。以下败里阳,胆
气拔根,是以惊生;甲木逆冲,是以胸满。相火升炎,故心烦而语妄;水泛
土湿,故身重而便癃。大枣、参、苓补土而泻水,大黄、柴、桂泻火而疏木,
生姜、半夏下冲而降浊,龙骨、牡蛎[1]铅丹敛魂而镇逆也。

龙骨蛰藏闭涩之性,保摄精神,安惊悸而敛疏泄,凡带浊遗泄、崩漏吐
衄,一切失精亡血之证皆医。断鬼交,止盗汗,除多梦,敛疮口,涩肠滑,收
肛脱。

白者佳,煅,研细用。

附子 味辛、咸、苦,温,入足太阴脾、足少阴肾经。暖水燥土,泻湿除
寒。走中宫而温脾,入下焦而暖肾。补垂绝之火种,续将断之阳根。治手
足厥冷,开藏府阴滞。定腰腹之疼痛,舒踝膝之挛拘。通经脉之寒瘀,消

---

1 牡蛎:原脱,诸本均同,据柴胡加龙骨牡蛎汤组成补。

疝瘕之冷结。降浊阴逆上，能回哕噫；提清阳下陷，善止胀满。

《伤寒》附子汤，附子二枚，茯苓三两，白术四两，人参二两，芍药二两。治少阴病，身体疼，骨节痛，手足寒，脉沉者。以少阴水旺，阴凝气滞，故骨节疼痛；寒水侮土，脾胃不能温养四肢，故手足厥冷；水寒木陷，故脉沉细。参、术、茯苓培土而泻水，芍药清乙木之风，附子温癸水之寒也。《金匮》治妊娠六七月，子藏开，脉弦发热，其胎愈胀，腹痛恶寒，少腹如扇。以水寒木郁，陷而生风，故少腹如扇，子藏开张；阳气下陷，是以发热恶寒；脾土被克，气滞不通，是以腹痛胎胀。参、术、茯苓培土泻湿，芍药清其风木，附子温其水寒也。

《伤寒》桂枝加附子汤，桂枝三两，芍药三两，甘草二两，生姜三两，附子一枚、炮、去皮、破八片、焙焦，大枣十二枚。治太阳中风，发汗，遂漏不止，恶风，小便难，四肢微急，难以屈伸者。以表阳汗泄，卫虚失敛，是以汗漏不止；木郁不能行水，是以小便不利。桂枝疏肝木之郁陷，芍药敛风气之疏泄，甘、枣、生姜补土而和中气，附子暖水以益阳根也。

附子泻心汤，附子一枚，大黄二两，黄连一两，黄芩一两。治太阳伤寒，下后心下痞鞕，而复恶寒汗出者。以下伤中气，升降倒行，胆胃俱逆，胃口[1]填塞，故心下痞鞕；君相二火，离根上腾，故下寒上热；上热熏蒸，是以汗出。大黄泻胃土之逆，黄连泻心火之逆，黄芩泻胆火之逆，附子温癸水之寒也。

《金匮》桂枝附子汤，桂枝四两，甘草二两，生姜三两，大枣十二枚，附子三枚、炮、去皮脐。治风湿相抟，骨节疼痛，不呕不渴，小便不利。以水寒土湿，木气下郁，不能疏泄水道。姜、甘、大枣和中补土，桂枝疏乙木之郁，附子温癸水之寒也。

《伤寒》四逆汤方在甘草、真武汤方在茯苓、芍药甘草附子汤方在芍药、甘草附子汤方在甘草、干姜附子汤方在干姜、附子粳米汤方在粳米、大黄附子汤方在大黄《金匮》黄土汤方在黄土、肾气丸方在地黄、苦蒌瞿麦丸[2]方在苦蒌、乌头赤石脂丸方在乌头、薏苡附子散方在薏苡，诸方亦皆用之，以温脾

---

1 口：原作"心"，据蜀本、集成本改。
2 丸：原作"汤"，诸本均同，据《金匮悬解》卷十一、《金匮要略·消渴小便不利淋病脉证并治》改。

肾之寒也。

《伤寒》小青龙汤方在麻黄,治太阳伤寒,心下有水气;若噎者,去麻黄,加附子一枚。水寒土湿,胃气上逆则为噎。附子温胃而降逆也。

四逆散方在甘草,治少阴病,四逆;腹中痛者,加附子一枚。水寒木郁,贼伤己土则腹痛,加附子暖水而生木也。

理中丸方在人参,治霍乱吐利;腹满者,去术,加附子。水泛土湿,贼于乙木则为满。附子暖水而燥土也。

《金匮》竹叶汤方在竹叶,治产后中风;颈项强,用大附子一枚,破之如豆大。太阳行身之背,自头下项,寒水上逆则颈项强。附子暖水而降逆也。

阴阳之理,彼此互根。阴降而化水,而坎水之中,已胎阳气;阳升而化火,而离火之中,已含阴精。水根在离,故丙火下降,而化壬水;火根在坎,故癸水上升,而化丁火。癸水化火,阴升而化阳也,是以丁癸同经而手少阴以君火主令;丙火化水,阳降而化阴也,是以壬丙共气而足太阳以寒水司权。阴阳交济,水火互根,此下[1]之所以不寒而上之所以不热也。水火不交,则热生于上而寒生于下。病在上下,而实缘于中气之败。土者,水火之中气也。戊土不降,故火不交水而病上热;己土不升,故水不交火而病下寒。升降之倒行者,火衰水胜而土湿也。火盛而土燥,则水枯而病实热,阳明承气之证是也。承气之证少,真武之证多,以水易盛而火易衰,燥易消而湿易长。火衰土湿,丁火奔腾而癸水泛滥,是以寒盛于中下也。

盖火不胜水,自然之理,所恃者,壮盛之时,生土以制之。至其渐衰,母虚子弱,火土俱亏,土无制水之权,而火处必败之势,寒水上凌,遂得灭火而侮土。火复而土苏则生,火灭而土崩则死。人之死也,死于火土两败而水胜也,是以附子、真武、四逆诸方,悉火土双补,以胜寒水。仲景先师之意,后世庸工不能解也。附子沉重下行,走太阴而暖脾土,入少阴而温肾水,肾水温则君火归根,上热自清。补益阳根之药,无以易此。

相火者,君火之佐也,君行则臣从。足少阳以甲木而化相火,随君火下行而交癸水。癸水之温者,相火之下秘也。君火不藏,则相火亦泄。君相皆腾,是以上热。而上热之剧者,则全缘于相火。相火之性,暴烈迅急,非同君火之温和也。人之神宁而魂安者,二火之归根也。君火飞则心悬

---

1 下:原脱,据闽本、蜀本、下文"上之所以不热"补。

而神悸，相火飘则胆破而魂惊。故虚劳内伤之证，必生惊悸，其原因水寒土湿而二火不归故也。庸工以为血虚，而用清润之药，诸如归脾、补心之方，误世多矣。当以附子暖水，使君相二火，归根坎府，神魂自安。但欲调水火，必先治土，非用补土养中、燥湿降逆之味，附子不能独奏奇功也。惟惊悸年深，寒块凝结，少腹鞕满，已成奔豚者，莫用附子。用之药不胜病，反为大害。当以桂、附、椒、姜，研熨脐下，积寒消化，用之乃受。凡内伤虚劳，以及各门杂病，皆缘中气不足，水旺火奔，下寒上热，未有下热者。下寒若盛，即宜附子，暖癸水而敛丁火，绝有奇功。至于伤寒三阴之证，更为相宜也。其下热而不宜附子者，水寒土湿而木陷也。生气不足，故抑郁而生下热，下热虽生而病本仍是湿寒。如崩漏遗带、淋癃痔瘘、水疸气鼓之证，悉木郁下热之证。但事清肝润燥，而寒湿愈增，则木愈郁而热愈盛。法宜于姜、甘、苓、术之内，副以清风疏木之品，郁热一除，即以附子温其下焦，十有九宜。但法有工拙，时有早晚耳。

纸包数层，水湿，火中灰埋，煨熟，去皮脐，切片，砂锅隔纸焙焦用，勿令黑。庸工用童便、甘草水浸，日久全是渣滓，毫无辣味，可谓无知妄作之至矣。

乌头 味辛、苦，温，入足厥阴肝、足少阴肾经。开关节而去湿寒，通经络而逐冷痹。消腿膝肿疼，除心腹痞痛。治寒疝最良，疗脚气绝佳。

《金匮》乌头汤，乌头五枚，麻黄三两，甘草三两，黄芪三两，芍药三两。治历节肿疼，不可屈伸。以湿寒浸淫，流注关节，经络郁阻，故作肿痛。甘草培土，芍药清肝，黄芪行其卫气，麻黄通其经脉，乌头去其湿寒也。

乌头赤石脂丸，乌头一分、炮，蜀椒一分，干姜一两，附子半两，赤石脂一两。治心痛彻背，背痛彻心。以寒邪冲逆，凌逼宫城。赤石脂保其心君，乌、附、椒、姜驱逐其寒邪也。

大乌头煎，大乌头五枚。水三升，煎一升，去滓，入蜜二斤，煎令水老[1]。治寒疝脐痛腹满，手足厥冷。以水寒木郁，不得发越，阴邪凝结，冲突作痛。乌头破寒气之凝，蜜煎润风木之燥也。

乌头桂枝汤，乌头三枚，桂枝三两，芍药三两，甘草二两，生姜三两，大枣十

---

1 老：此处指超久煎。

二枚[1]。蜜[2]二升，煎乌头，减半，去滓，以桂枝汤五合，煎一升。治寒疝腹痛。以肝肾寒邪，同犯脾土。桂枝补土疏木，乌头破其寒凝也。

赤丸方在朱砂，用之治寒气厥逆，以其驱寒而降逆也。

乌头温燥下行，其性疏利迅速，开通关腠，驱逐寒湿之力甚捷。凡历节脚气、寒疝冷积、心腹疼痛之类，并有良功。

制同附子，蜜煎，取汁用。

蛇床子 味苦、辛，微温，入足太阴脾、足厥阴肝、足少阴肾经。暖补命门，温养子宫。兴丈夫玉麈[3]痿弱，除女子玉门寒冷。

《金匮》蛇床子散，蛇床子。为末，以米白粉少许，和合如枣核大，绵裹，纳之自温。治妇人阴寒。蛇床子温肝而暖肾，燥湿而去寒也。

蛇床子温燥水土，暖补肾肝，壮阳宜子，男女皆良。疗前阴寒湿肿痛，理下部冷痹酸疼，断赤白带下，收溲尿遗失。浴疥癣痂癞，熏痔漏顽疮。打扑、惊痫、脱肛、脱阴并效，漱牙痛、吹聤耳、浴男子阳痿绝佳。

去壳取仁，微研用。作浴汤，生用。

---

1 大枣十二枚：原脱，诸本均同，据《金匮悬解》卷十七、《金匮要略·腹满寒疝宿食病脉证治》补。

2 蜜：原作"水"，诸本均同，据《金匮悬解》卷十七、《金匮要略·腹满寒疝宿食病脉证治》改。

3 麈（zhǔ 主）：指阴茎。

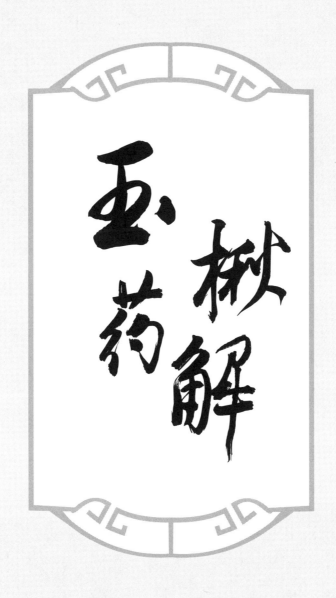

 清·黄元御 撰

玉楸药解自叙

昔神农解药,黄帝传医,仲景先生继农黄立法,圣作明述,于是焉备。

癸酉[1]仲春[2],既解长沙药性,而仲景未用之药,散在后世本草,数百千载,狂生下士,昧昧用之,以毒兆民。农黄以往,仲景云[3]徂,后之作者,谁复知医解药!诸家本草率皆孟浪之谈。明时李时珍修《纲目》,博引庸工讹谬之论,杂以小说稗官,仙经梵志,荒唐无稽,背驰圣明作述之义几千里矣!玉楸子悲忆昔人,怆念来者,甲戌[4]三月成《伤寒说意》,五月成《素灵微蕴》,六月复作《玉楸药解》,八月癸丑告成,此愚书之第八部也。

萧萧古寺,落落荒斋,感岁月之已晚,伤春秋之欲暮,当伯玉[5]知非之时,值孔子学《易》之秋,事与之判[6],年与之齐。慨世短而心长,念身微而愁剧。虽然子长作《史》,子云草《玄》[7],固当牢骚于创始之日,亦必愉快于勒成之时者。志励丁年[8],书竣苍首,十仞作井,一篑成山,此亦烟岚著书之士,最为破涕而笑者也。

呜呼!有一代之功业,有千秋之勋猷,任兼将相,望重国家,宣沙漠之

---

1 癸酉:乾隆十八年癸酉,即1753年。

2 仲春:原作"春仲",诸本均同,据《<长沙药解>自序》"癸酉仲春……作《长沙药解》"乙转。

3 云:语助词,无义。《诗经·国风·邶风·简兮》:"云谁之思,西方美人。"

4 甲戌:乾隆十九年甲戌,即1754年。

5 伯玉:蘧伯玉,春秋末卫国大夫,名瑗。相传他行年五十,而知四十九年之非,为人勤于改过,能进能退,与时无忤。孔子佩服他力求寡过,过卫时曾寄宿其家。

6 判:《增韵》"半也"。

7 玄:原作"元",避清圣祖玄烨讳,今改。玄,指《太玄经》,汉代扬雄撰。

8 丁年:壮年也。《文选·答苏武书》:"丁年奉使,皓首而归。"李善注:"丁年,谓丁壮之年也。"

雄威,驰丹青之良誉。荣则荣矣,无何而古墓为田,松柏成薪,丰碑已断,绿字无存,传观故实,不能考其姓名,远综先典,莫或搜其轶事。念沧桑之更变[1],叹[2]陵谷之迁移,其间宏才远略,丰功伟烈,生而光显,没而泯灭者,不知几何? 三不朽[3]事业,殊不在是,与其收功臣之带砺[4],享良相之茅土[5],不如永日啸歌,逍遥于黄叶青山下也。

甲戌八月甲寅东莱[6]都昌[7]黄元御撰

---

1 更变:原作"变化",据蜀本、集成本、石印本改。

2 叹:原作"欢",据蜀本、集成本、石印本改。

3 三不朽:立德、立功、立言也。《左传·襄公二十四年》:"太上有立德,其次有立功,其次有立言。虽久不废,此之谓不朽。"

4 带砺:在此借指封赏至丰。《史记·高祖功臣侯者年表》:"封爵之誓曰:使河如带,泰山若厉。"厉,"砺"之本字。

5 茅土:封邑也。《文选·答苏武书》:"陵谓足下当享茅土之荐,受千乘之赏。"

6 东莱:郡名,汉初置,属青州,辖山东旧登州、莱州之地,治所在掖(今山东掖县)。唐以后为莱州,明清为莱州府。

7 都昌:县名,汉初置,宋改名昌邑县,延至今。明清属莱州府。

玉楸药解目录

玉楸药解卷一

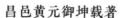

昌邑黄元御坤载著

◎ **草部**

苍术 味甘、微辛，入足太阴脾、足阳明胃经。燥土利水泻饮，消痰行瘀开郁，去满化癖除癥。理吞吐酸腐，辟山川瘴疠。起筋骨之痿软，回溲溺之混浊。

白术守而不走，苍术走而不守，故白术善补，苍术善行。其消食纳谷，止呕住泄，亦同白术，而泻水开郁，则苍术独长。盖木为青龙，因己土而变色；金为白虎，缘戊土而化形。白术入胃，其性静专，故长于守；苍术入脾，共性动荡，故长于行。入胃则兼达辛金而降浊，入脾则并走乙木而达郁。白术之止渴生津者，土燥而金清也[1]；苍术之除酸而去腐者，土燥而木荣也。白术偏入戊土，则纳粟之功多；苍术偏入己土，则消谷之力旺。己土健则清升而浊降，戊土健则浊降而清亦升。然自此而达彼者，兼及之力也；后彼而先此者，专效之能也。若是脾胃双医，则宜苍术、白术并用。

茅山者佳。制同白术。新制双术法列下。选於茅二术坚实肥鲜者各一斤，别器泔浸，换水，令润透，去皮，切片，晒用。黄芪、沙参、生姜、半夏各八两，煎浓汁，浸白术。大枣、龙眼、砂仁各八两，煎浓汁，浸苍术。各用磁盘，隔布铺盖湿米，砂锅蒸透，晒干。再浸再蒸，汁尽而止。量加暖水温中之品合煎，久饵实能延年却老。

戊己转运，水火交济，环铅聚汞[2]之理。医家不解，妄以滋阴之药，促命夭年，甚可恨也！黄土炒白术，芝麻炒苍术，无知妄作，不通之极！

黄精 味甘，入足太阴脾、足阳明胃经。补脾胃之精，润心肺之燥。

黄精滋润醇浓，善补脾精，不生胃气，未能益燥，但可助湿。上动胃逆，浊气充塞，故多服头痛。湿旺者不宜。《本草》轻身延年之论，未可尽信也。

---

1 也：原脱，据蜀本、集成本、石印本补。
2 环铅聚汞：原作"环铅聚会"，据蜀本、集成本、石印本改。

砂锅蒸,晒用。

钩吻即野葛,形似黄精,杀人!

益智仁　味辛,气温,入足太阴脾、足阳明胃经。和中调气,燥湿温寒。遗精与淋浊俱疗,吐血与崩漏兼医。

凡男子遗精淋浊,女子带下崩漏,皆水寒土湿、肝脾郁陷之故。总之,木郁亦生下热,而热究不在脾胃。庸工谓其相火之旺,胡说极矣!其脾胃上逆,则病吐血,往往紫黑成碗,终损性命。益智仁温燥湿寒,运行郁结,戊己旋转,金水升降,故治诸证。然非泻水补火、培土养中之药,未能独奏奇功。

去壳,炒研,消食亦良。

草豆蔻　味辛,气温,入足太阴脾、足阳明胃经。燥湿调中,运行郁浊。善磨饮食,能驱痰饮。治胃口寒湿作痛,疗腹中腐败成积。泄秽吞酸俱效,蛮烟瘴雨皆医。痎疟堪疗,霍乱可愈。反胃噎膈之佳药,呕吐泄利之良品。化鱼肉停留,断赤白带下。

草豆蔻调和脾胃,温燥寒湿,运行郁浊,推宕陈宿,亦与砂仁相仿,而性气颇烈,内郁稍重者宜之。

面包裹[1],煨研,去皮。

缩砂仁　味辛,气香,入足太阴脾、足阳明胃经。和中调气,行郁消渴[2]。降胃阴而下食,达脾阳而化谷。呕吐与泄利皆良,咳嗽共痰饮俱妙。善疗噎膈,能安胎妊。调上焦之腐酸,理下气之秽浊[3]。除咽喉口齿之热,化铜铁骨刺之哽。

清升浊降,全赖中气。中气非旺,则枢轴不转,脾陷胃逆。凡水[4]胀肿满、痰饮咳嗽、噎膈泄利、霍乱转筋、胎坠肛脱、谷宿水停、泄秽吞酸诸证,皆升降反常,清陷浊逆故也。泻之则益损其虚,补之则愈增其满,清之则滋其下寒,温之则生其上热。缘其中气埋郁,清浊易位,水木下陷不受宣

1　裹:原作"糖",据蜀本、集成本改。

2　渴:诸本均同,据砂仁功能,作"满"较妥。

3　调上焦之腐酸,理下气之秽浊:诸本均同,据医理,作"调上逆之腐酸,理下泄之秽浊"较妥。

4　水:原作"疟",据蜀本、集成本、石印本改。

泻,火金上逆不受温补也。惟以养中之味,而加和中之品,调其滞气,使之回旋,转轴运动¹,则升降复职,清浊得位。然后于补中扶土之内,温升其肝脾,清降其肺胃,无有忧矣。和中之品,莫妙如砂仁,冲和条达,不伤正气,调理脾胃之上品也。

去壳,炒研,汤冲服,则气足。

补骨脂 味辛、苦,气温,入足太阴脾、足少阴肾、手阳明大肠经。温脾暖肾,消水化食。治膝冷腰疼,疗肠滑肾泄。能安胎坠,善止遗精。收小儿遗溺,兴丈夫痿阳。除阴囊之湿,愈关节之凉。

阳衰土湿之家,中气堙郁,升降失位,火金上逆,水木下陷。夜而阴旺湿增,心肾愈格。子半阳生之际,木气萌生,不得上达,温气下郁,遂兴阳而梦泄。此宜燥土泻湿,升脾降胃,交金木而济水火。道家媒合,婴儿姹女²,首³重黄婆⁴。玄理幽妙,医工不解也。

补骨脂温暖水土,消化饮食,升达肝脾,收敛滑泄、遗精带下、溺多便滑诸证,甚有功效。方书称其延年益寿,虽未必信,然亦佳善之品也。

盐酒拌润,炒研,晒干用。

同青盐、乳香,搽日久牙痿⁵。

肉豆蔻 味辛,性温,气香,入足太阴脾、足阳明胃经。温中燥土,消谷进食。善止呕吐,最收泄利。治寒湿腹痛,疗赤白痢疾。化痰水停留,磨饮食陈宿。

肉豆蔻调和脾胃,升降清浊,消纳水谷,分理便溺,至为妙品。而气香燥,善行宿滞,其⁶性敛涩,专固大肠,消食止泄,此为第一。

面包,煨研,去油,汤冲。

肉蔻辛香,颇动恶心,服之欲呕,宜蜜小丸,烘干,汤送。

胡芦巴 味苦、辛,气温,入足阳明胃、足少阴肾经。泻湿驱寒,破癥

---

1 使之回旋,转轴运动:他本均作"使枢轴回旋运动",义胜。

2 女:原作"妇",据集成本、石印本改。

3 首:原脱,据蜀本、集成本、石印本补。

4 黄婆:道家称脾为黄婆。苏轼《与孙运勾书》:"脾能母养余脏,故养生家谓之黄婆。"

5 痿:蜀本、集成本、石印本作"痛"。

6 其:原作"质",据蜀本、集成本、石印本改。

消疝。

胡芦巴苦温下行，治水土湿寒，腹胁满胀、寒疝冷瘕、囊坠脚肿之证。

白豆蔻 味辛，气香，入足阳明胃、手太阴肺经。降肺胃之冲逆，善止呕吐；开胸膈之郁满，能下饮食。噎膈可效，痎疟亦良。去睛上翳障，消腹中胀疼。

白豆蔻清降肺胃，最驱膈上郁浊，极疗恶心呕哕。嚼之辛凉清肃，肺府郁烦，应时开爽。秉秋金之气，古方谓其大热，甚不然也。

研细，汤冲。

红豆蔻 味辛，气温，入足太阴脾、足阳明胃经。治脾胃湿寒，痛胀皆消；疗水谷停瘀，吐泄俱断。善止霍乱疟痢，能除反胃噎膈。去胸腹之酸秽，散山川之瘴疠。

红豆蔻调理脾胃，温燥湿寒，开通瘀塞，倡导污浊，亦与草豆蔻无异，而力量稍健，内瘀极重者宜之。上热易作鼻衄牙痛之家，尽属中下湿寒，胆火不降，当温燥中下，候上热不作而用之。

去壳，研用。

红豆蔻即良姜子，与良姜性同。

大茴香 味辛，微温，入足阳明胃、足少阴肾经。降气止呕，温胃下食。暖腰膝，消㿗疝。

茴香性温下达，治水土湿寒，腰痛、脚气、固瘕、寒疝之证。

香附 味苦，气平，入足太阴脾、足厥阴肝经。开郁止痛，治肝家诸证。但肝以风木之气，升达不遂，则生风燥。香附降伏之性，最不相宜；香燥之气，亦正相反。庸工香附诸方造作，谬妄不通。

荜拨 味辛，气温。入足太阴脾、足阳明胃经。温脾胃而化谷，暖腰膝而止痛。吐泄皆医，疝瘕并效。

荜拨辛燥温暖，治水谷不消、肠鸣水泄、心腹疼胀、呕逆酸心之病甚佳。

醋浸，焙用。

荜拨与荜澄茄性味相同，功效无殊，皆胡椒类也。

藿香 味辛，微温，入足太阴脾、足阳明胃经。降逆止呕，开胃下食。

藿香辛温下气，善治霍乱呕吐、心腹胀满之病。煎漱口臭。

香薷 味辛，微温，入足阳明胃、足太阳膀胱经。利水泻湿，止呕断痢。温胃调中，治霍乱、腹痛、吐利之证。利小便，消水肿。止鼻衄，疗脚气。

庸工用之治暑病。

荜澄茄 味辛,气温,入足太阴脾、足阳明胃经。温燥脾胃,消纳水谷。能止胀痛,善除呕吐。

澄茄[1]温燥之性,甚宜脾胃寒湿,下气降浊,进食消谷,治霍乱吐泄、反胃噎膈之病。

酒浸,炒用。形似胡椒。

使君子 味甘,微温,入足太阴脾、足厥阴肝经。利水燥土,杀虫止泄。

使君子[2]燥湿温中,疏木杀虫,治小便白浊,大便泄利,痞块、癣疮。

每月上旬,取仁数枚,空腹食之,虫皆死。

戒饮热茶,犯之则泄。

威灵仙 味苦,微温,入足太阴脾、足厥阴肝经。起瘫开痹[3],化癖行痰。

威灵仙[4]泻湿驱风,行痰逐饮,治手顽足痹,腰痛膝软,老血凤癥,积水停痰。虚家勿用。

白附子 味辛、甘,性温,入足太阴脾、足厥阴肝经。驱风泻湿,逐痹[5]行痰。温燥发泻,表散风湿。治中风失音,鼻口偏斜,耳聋喉痹,疥癣疝瘕,面上䵟黯,阴下湿痒。行痰涎,止唾。

慈菇 味甘,微寒,入足太阴脾、足厥阴肝经。下食消谷,止血磨癥。催产下衣,行血通经。

慈菇[6]甘寒通利,破产后瘀血,开小便涩淋,滑胎下衣。妊妇忌食。

牵牛子 味甘,气寒,入足阳明胃、手阳明大肠、手太阳小肠、足太阳膀胱经。逐痰泻水,破聚决壅。

牵牛子[7]下停痰积水、宿谷坚瘕,杀虫泻蛊,除肿消胀,溺癃便结、风刺雀斑之证皆医。功力甚猛,虚者勿服。

---

1 澄茄:原脱,据蜀本、集成本、石印本、本书前后文例补。

2 使君子:原脱,诸本均同,据本书前后文例补。

3 痹:原作"脾",音近之误,据蜀本、集成本、石印本改。

4 威灵仙:原脱,据蜀本、集成本、石印本、本书前后文例补。

5 痹:原作"车",据蜀本、集成本、石印本改。

6 慈菇:原脱,据蜀本、集成本、石印本补。

7 牵牛子:原脱,诸本均同,据本书前后文例补。

去皮,研末用[1]。

何首乌 味甘、涩,气平,入足厥阴肝经。养血荣筋,息风润燥。敛肝气之疏泄,遗精最效;舒筋脉之拘挛,偏枯甚良。瘰疬痈肿皆消,崩漏淋漓俱止。消痔至妙,截疟如神。

滋益肝血,荣舒筋脉,治中风左半偏枯之病甚佳。辅以燥土暖水之味,佐以疏木导经之品,绝有奇功,而不至助湿败脾,远胜地黄、龟胶之类。方书谓其黑发乌须,悦颜却老,理颇不虚。盖阴者,阳之宅也,肝血温升,生化魂神;血败则温气亡泄,魂神脱矣,未有宫室毁坏而主人无恙者也。

何首乌滋肝养血,则魂神畅茂,长生延年,理有必至。但宜加以扶阳之药,不可参以助阴之品。庸工开补阴之门,龟、地之杀人多矣。

米泔换浸一两天,铜刀切片,黑豆拌匀,砂锅蒸晒数次。

肉苁蓉 味甘、咸,气平,入足厥阴肝、足少阴肾、手阳明大肠经。暖腰膝,健骨肉。滋肾肝精血,润肠胃结燥。

凡粪粒坚小,形如羊屎,此土湿木郁,下窍闭塞之故。谷滓在胃,不得顺下,零星传送,断落不联,历阳明大肠之燥,炼成颗粒,秘涩难通。总缘风木枯槁,疏泄不行也。一服地黄、龟胶,反益土湿,中气愈败矣。

肉苁蓉[2]滋木清风,养血润燥,善滑大肠而下结粪。其性从容不迫,未至滋湿败脾,非诸润药可比。方书称其补精益髓,悦色延年,理男子绝阳不兴、女子绝阴不产,非溢美之词。

锁阳 味甘,微温,入足厥阴肝经。补血滋阴,滑肠润燥。

锁阳[3]滋肝养血,润大肠枯燥,荣筋起痿,最助阳事,性与肉苁蓉同。

丹参 味甘,气平,入足厥阴肝经。行血破瘀,通经止痛,癥瘕崩漏兼医;磨坚破滞,行瘀血,调经[4]安胎,一切痈疽、痂癞、瘿瘤、疥癣皆良。《本草》谓其破宿血,生新血,落死胎,疏通血脉,治脚膝痿痹。走[5]及奔马,行血之良品也。

---

1 用:原脱,据蜀本、集成本、石印本补。

2 肉苁蓉:原脱,据蜀本、集成本、石印本、本书前后文例补。

3 锁阳:原脱,诸本均同,据本书前后文例补。

4 调经:原作"经脉",据蜀本、集成本、石印本改。

5 走:迅利也。《释名》:"疾趋曰走。"

泽兰　味苦,微温,入足厥阴肝经。通经活血,破滞磨坚,胎产俱良,瘕癥颇善,止腰腹疼痛,消痈疽热肿,扑打吐衄能瘳。

泽兰[1]辛温香散,行血破瘀,通[2]脉安胎,一切痈疽癥瘕、金疮扑打、吐衄诸证皆医。而气味和平,不伤迅利,行经化结之良品也。

益母草　味苦、辛,气平,入足厥阴肝经。活血行经,破瘀通脉,胎产崩漏、痈疽癥瘕[3]、跌打损伤悉效。调经行血,治一切血证。破瘀扫腐,下死胎,催胞衣,并医各色疮疡。女子良药。

刘寄奴　味苦,微温,入足厥阴肝经。活血行瘀,化癥破结,善行瘀血,凡经期产后、汤火跌扑、血瘀诸证俱瘳,止便溺失血、金疮不收口并捷。

延胡索　味苦、辛,微温,入足厥阴肝经。调经破血,化块消癥,专行滞血。治经瘀腹疼,化积聚癥瘕,理跌扑损伤。

胭脂　味甘,气平,入足厥阴肝经。活血行瘀,消肿止疼。

此红兰花所作,活血与花同。

蔄茹　味辛,微寒,入足厥阴肝经。行老血,破宿癥,扫除凝血,消磨瘀肉。有去腐决壅之力,《素问》同乌鲗骨治妇人血枯,王氏以为去恶也。

姜黄　味甘、苦,性寒,入足厥阴肝经。破血化癥[4],消肿败毒。破瘀血宿癥,消扑损痈疽。止心腹疼痛,平疥癣初生。

地榆　味苦,气寒,入足厥阴肝经。泻热清肝,凉营止血。

地榆[5]苦寒沉降,止吐衄便溺、崩漏金疮诸血。但大凡失血证,内寒者多而热者少,庸工以治下焦血病,最不通。

三七　味甘、微苦,入足厥阴肝经。和营止血,通脉行瘀。

三七[6]行瘀血而敛新血。凡产后、经期、跌打、痈肿,一切瘀血皆破;凡吐衄、崩漏、刀伤、箭射,一切新血皆止[7]。血产[8]之上药也。

---

1 泽兰:原脱,诸本均同,据本书前后文例补。

2 通:原作"经",据蜀本、集成本、石印本改。

3 癥瘕:原作"瘕癥",据蜀本、集成本、石印本乙转。

4 癥:原作"瘕",据蜀本、集成本、石印本改。

5 地榆:原脱,据蜀本、集成本、石印本补。

6 三七:原脱,诸本均同,据本书前后文例补。

7 止:原作"出",据蜀本、集成本、石印本改。

8 产:他本均作"病",义胜。

蒲黄 味甘,气平,入足厥阴肝经。行瘀止血。

蒲黄[1]亦行瘀血而敛新血。经产、痈疽、癥瘕、跌扑能破,吐衄、崩漏、痔疮、痢疾[2]鲜血能止。调经止带,安胎下乳。心腹诸证,下衣催生皆善。

续断 味苦,微温,入足厥阴肝经。行血破瘀,敛营补损。

续断行瘀血而敛新血。崩漏、癥瘕、痈疽、瘰疬、淋漓、痔瘘、跌打、金疮诸血,能止能行。有回虚补损,接骨续筋之力。

大蓟 味苦,微温,入足厥阴肝经。回失红,行瘀血。

大蓟[3]亦行瘀血而敛新血,吐衄、崩漏、痈疽、跌打及肠痈、血积、金疮、蛊毒、虫毒俱治。

小蓟性同,而力犹薄,不能瘳痈消肿,但破血耳。

茜草 味苦,微寒,入足厥阴肝经。通经脉瘀塞,止营血流溢。

茜草[4]亦行瘀血,敛新血,吐衄、崩漏、跌打、损伤、痔瘘、疮疖俱治。

即染红茜草根[5]。

紫草 味苦,气寒,入足厥阴肝经。清肝凉血,泻火伐阳。

紫草疏利,凉血活瘀,寒胃滑肠。痘色红紫之证,缘营闭卫虚,不能外达,庸工以为血瘀,用紫草治之,百治百死。今古不悟,可恶!

三棱 味苦,气平,入足厥阴肝经。破滞行瘀,消积化块[6]。

三棱[7]磨积聚癥瘕,善破老血,通经利气,下乳堕胎,止经产心腹诸痛[8],消跌扑损伤诸瘀,软疮疡痈肿坚鞕。

莪术 味苦、辛,微温,入足厥阴肝经。破滞攻坚,化结行瘀。

莲,俗作术,消癖块,破血癥[9],化府藏痼冷,散跌扑停瘀,通经开闭,止痛散结。

---

1 蒲黄:原脱,据蜀本、集成本、石印本补。

2 疾:原作"痰",诸本同,据文义改。

3 大蓟:原脱,据蜀本、集成本、石印本补。

4 茜草:原脱,据蜀本、集成本、石印本补。

5 即染红茜草根:他本均不载,疑其上有脱文。

6 破滞行瘀,消积化块:原作"行瘀清积化块",据蜀本、集成本、石印本改。

7 三棱:原脱,据蜀本、集成本、石印本补。

8 痛:原作"病",诸本均同,据三棱功用、上下文义改。

9 消癖块,破血癥:原作"消癖,破血块血癥",据蜀本、集成本、石印本改。

醋炒用[1]。

钩藤钩 味甘,微温,入足厥阴肝经。泻湿清风,止惊安悸。治木郁筋惕、惊悸、瘈疭。

苍耳子 味苦,微温,入足厥阴肝经。散风湿拘挛,泻湿去风。治肢节挛痛,瘰疬疥疠,风瘙瘾疹。

叶主发散风湿。

豨莶草 味苦,气寒,入足厥阴肝经。止麻木,伸拘挛。通利关节,驱逐风湿。疮疡痈肿,服涂皆善。

研末,热酒冲[2]服,治疔疮肿毒,汗出则愈。不可治中风。

羌活 味苦,气平,入足厥阴肝经。通关逐痹,发表驱风。

羌活[3]泻湿除风,治中风痿[4]痹㖞斜、关节挛痛、皮肤瘙痒、痈疽疥癞诸病。

独活,性同。

天麻 味辛,微温,入足厥阴肝经。通关透节,泻湿除风。治中风痿痹瘫痪、腰膝牵强、手足拘挛之证,兼消壅肿。

荆芥 味辛,微温,入足厥阴肝经。散寒发表,除风[5]。治鼻口㖞斜、肢体痿[6]痹、筋节挛痛、目弦头旋之证。消疮痍疥癞,痔瘘瘰疬;除吐衄崩漏,脱肛阴癞。

秦艽 味苦,气平,入足厥阴肝经。发宣经络,驱除风湿。治中风瘫痪、湿家筋挛骨痛、黄疸之证。

甘菊花 味甘,气平,入足厥阴肝经。清风止眩,明目去翳。

菊花[7]清利头目,治头目[8]疼痛、眩晕之证。庸工凡治头目,无不用之,今古相承,不见其效。不知头目眩晕,由湿盛上逆,浊气充塞,相火失根,

---

1 用:原脱,据蜀本、集成本、石印本补。

2 冲:原脱,据蜀本、集成本、石印本补。

3 羌活:原脱,诸本均同,据本书前后文例补。

4 痿:他本均作"瘅",义胜。

5 除风:他本均作"泻湿除风",义胜。

6 痿:他本均作"瘅",义胜。

7 菊花:原脱,据蜀本、集成本、石印本补。

8 头目:原脱,据蜀本、集成本、石印本补。

升浮旋转而成。愚妄以为头风,而用发散之药,此千试不灵之方也。

青葙子 味苦,微寒,入足厥阴肝经。清肝泻热,明目驱风。治眼病赤肿,红翳青盲。此庸工习用之药。

谷精草 味苦,微温,入足厥阴肝经。明目清风,去翳消障。

谷精草[1]苦[2]温发散,庸工治头痛目翳之证,谓其能愈头风,愚妄极矣!

木贼草 味苦,微温,入足厥阴肝经。明目退翳,清风止崩。

木贼草[3]磨翳清障,除漏止崩,解肌发汗,与麻黄同性。

木鳖子 味苦,微温,入足厥阴肝经。软坚化结,消肿破瘀。治恶疮、乳痈、痔瘘、瘿瘤、瘰疬、粉刺、黚斑、癖块、疝气之证。

番木鳖,治喉痹。

青蒿 味苦,气寒,入足厥阴肝经。清肝退热,泻湿除蒸。治骨蒸热劳,平疥癞瘙痒、恶疮久痢,去男子蒜发[4],止金疮血流,医一切湿热之证。淋汁合和石灰,消诸瘀肉。

青黛 味咸,气寒,入足厥阴肝经。清肝泻热,凉胆除蒸。敷金疮痈肿,疗恶犬毒蛇诸伤。

龙胆草 味苦,大寒,入足厥阴肝、足少阳胆经。清肝退热,凉胆泻火。

龙胆草[5]除肝胆郁热,治眼肿赤痛、胬肉高起,疗臁疽发黄、膀胱热涩,除咽喉肿痛诸证。中寒者,勿服。

大青 味苦,大寒,入足厥阴肝、足少阳胆经。清风退火,泻热除蒸。治瘟疫斑疹,黄疸痢疾,喉痹口疮。捣敷肿毒。

小青,同性。

夏枯草 味苦、辛,气寒,入足厥阴肝、足少阳胆经。凉营泻热,散肿消坚。治瘰疬瘿瘤、扑伤、血崩带下、白点汗斑诸证。

鲜者,熬膏佳。

山慈菰 味甘、辛,气平,入足厥阴肝、足少阳胆经。消肿败毒,软

---

1 谷精草:原脱,据集成本、石印本补。

2 苦:原作"辛",据蜀本、集成本、石印本改。

3 木贼草:原脱,据蜀本、集成本、石印本补。

4 蒜发:即斑发。《北齐书·慕容绍宗传》:"吾自年二十已还,恒有蒜发,昨来蒜发忽然自尽。"

5 龙胆草:原脱,据蜀本补。

坚化结。平疮疡肿鞭,治痈疽瘰疬、疔毒结肿、黟斑粉渍诸证,涌吐风狂痰涎。

沙参 味甘、稍苦,微凉,入手太阴肺经。清金除烦,润燥生津。

沙参[1]凉肃冲淡,补肺中清气,退头上郁火,而无寒中败土之弊。但情性[2]轻缓,宜多用乃效。

山东、辽东者佳,坚脆洁白,迥异他产,一切疮疡疥癣、肿痛瘙痒皆效。

元参 味甘、微苦,入手太阴肺、足少阴肾经。清肺金,生肾水。涤心胸之烦热,凉头目之郁蒸。瘰疬、斑疹、鼻疮、喉痹皆医。

元参[3]清金补水,凡疮疡热痛、胸膈燥渴、溲便红涩、膀胱癃闭之证俱善。清肺与陈皮、杏仁同服,利水合茯苓、泽泻同服。轻清飘洒,不寒中气,最佳之品。

茅根 味甘,微寒,入手太阴肺、足太阳膀胱经。清金止血,利水通淋。

白茅根清金利水,敛血通经;治喘哕烦渴,吐衄崩漏,经闭溺涩,水肿黄疸。

初生茅针,止衄血便血,收金疮流血,消肿败毒,下水溃痈。酒煎服。一针溃一孔,二针溃二孔。

花止吐血,治金疮流血。

芦根 味甘,性寒,入手太阴肺、足阳明胃经。降逆止呕,清热除[4]烦。

芦根清降肺胃,消荡郁烦,生津止渴,除呕下食,治噎哕懊侬之证。

芦笋清肺止渴,利水通淋,解鱼肉药箭诸毒。

芦叶清肺止呕,治背疽肺痈。灰汁煎膏,蚀瘀肉,去黑子。

箨[5]治金疮瘢[6]痕。

前胡 味苦,微寒,入手太阴肺经。清肺化痰,降逆止嗽。

前胡清金泻火,治气滞痰阻、咳逆喘促之证。

---

1 沙参:原脱,诸本均同,据本书前后文例补。
2 情性:蜀本同,他本均脱,据上下文义作"性情"义胜。
3 元参:原脱,诸本均同,据本书前后文例补。
4 除:原作"止",据蜀本、集成本、石印本改。
5 箨(tuò 唾):笋壳也。《类篇》:"竹皮也。"《文选·于南山往北山经湖中瞻眺》诗:"初篁苞绿箨,新蒲含紫茸。"笋长成芦,所脱之皮曰箨,俗谓之笋壳。
6 瘢:原作"灭",据蜀本、集成本、石印本改。

百部 味苦,微寒,入手太阴肺经。清肺止嗽,利水杀虫。

百部清金润肺,宁嗽降逆,杀白蛲蛔虫、一切树木蛀虫,疗疥癣瘙痒,消水气黄肿,洗衣去虱。

白鲜皮 味苦,性寒,入手太阴肺、足太阳膀胱经。清金止咳,利水清疸。

白鲜皮清金利水,治咳嗽上气、黄疸溺癃、疥癣鼠瘘。

牛蒡子 味苦,气平,入手太阴肺经。清风泻湿,消肿败毒。

牛蒡子发散风湿,清利咽喉,表隐疹郁蒸,泻气臌水胀、历节肿痛之证。庸工习用小儿疹病。

山豆根 味苦,气寒,入手太阴肺经。清利咽喉肿痛,一切疮疡疥癣,杀寸白诸虫。

金银花 味辛,微凉,入手太阴肺、足厥阴肝经。凉肝清肺,消肿败毒。

金银花清散风湿,消除肿毒,治一切疮疡、杨梅、疥癣、痔瘘、痢疾之类,敷饮俱妙。功次木芙蓉。

马兜铃 味苦,气寒,入手太阴肺经。清肺降逆,定喘止嗽。

马兜铃苦寒泻火,清肺下冲,治咳逆痰喘、痔瘘肿痛,能解蛇虫之毒。多用则吐。

紫苏 味辛,微温,入手太阴肺经。温肺降逆,止喘定嗽。

紫苏辛温下气,治咳逆痰喘、呕吐饮食,利膈通肠,破结消癥,兼驱腰膝湿气,解蟹毒毒人。

白及 味苦,气平,入手太阴肺经。敛肺止血,消肿散瘀。

白及黏涩,收敛肺气,止吐衄失血,治痈疽瘰疬、痔瘘疥癣、肝疱之病,跌打汤火金疮之类俱善。

南星 味辛,性温,入手太阴肺、足阳明胃经。降气行瘀,化积消肿。

南星辛烈开通,治胃逆肺阻,胸膈壅满,痰涎胶塞,头目眩晕。磨积聚癥瘕,消痈疽肿痛,疗麻痹拘挛,止吐血便红,及疥癣疣[1]赘、喉痹口疮、金疮打损、破伤中风之类。功同半夏,而猛烈过之。

水浸二三日,去其白涎,用牛胆丸套者,治痰郁肺热甚佳[2]。

---

1 疣:原作"瘤",据蜀本、集成本、石印本改。
2 佳:原作"在",据蜀本改。

常山 味苦,性寒,入手太阴肺、足阳明胃经。吐痰泻水,消胀除瘿。

常山苦寒迅利,排决痰饮,能吐能下。庸工以治痰疟,有无痰不疟之说,陋矣。

常山[1]即蜀漆根,生用多服,则作呕吐。

蓖麻子 味苦,气平,入手太阴肺、足太阳膀胱经。下胎衣,收子肠,拔肿毒,泻水癥。

蓖麻子性善收引,敷足则下胎衣,涂顶则收子肠,贴鼻口㖞斜,熏咽喉肿痹。熬膏贴肤,拔毒追脓;纸捻入鼻,开癃通闭。又性善走泻,能利大小二肠,下饮澼水癥。兼消肿鞕,平瘰疬恶疮。

石斛 味甘,气平,入手太阴肺、足少阴肾经。降冲泻湿,壮骨强筋。

石斛下气通关,泻湿逐痹,温肾壮阳,暖腰健膝,治发热自汗,排痈疽脓血,疗阴囊湿痒,通小便淋滴。

浮萍 味辛,微寒,入手太阴肺经。发表出汗,泻湿清风。

浮萍辛凉发表,治瘟疫斑疹,疗肌肉麻痹、中风㖞斜瘫痪,医痈疽热肿、隐疹瘙痒、杨梅粉刺、汗斑皆良[2],利小便闭癃,消肌肤肿胀,止吐衄,长须发。

薄荷 味辛,气凉,入手太阴肺经。发表退热,善泻皮毛。治伤风头痛,瘰疬疥癣,瘾疹瘙痒。滴鼻止衄,涂敷消疮。

藁本 味辛,微温,入手太阴肺、足太阳膀胱经。行经发表,泻湿驱风。

藁本[3]辛温香燥,发散皮毛风湿,治头疱面皯、酒齇粉刺、疥癣之疾。

白芷 味辛,微温,入手太阴肺、手阳明大肠经。发散皮毛,驱逐风湿。

白芷[4]辛温香燥,行经发表,散风泻湿,治头痛鼻渊、乳痈背疽、瘰疬痔瘘、疮痏疥癣、风痹瘙痒、皯疱疵[5]癥之证。兼能止血行瘀,疗崩漏便溺诸血,并医带淋之疾。刀伤蛇咬皆善,敷肿毒亦善。

贯众 味苦,微寒,入手太阴肺、足厥阴肝经。止血行瘀,破积杀虫,

---

1 常山:原脱,诸本均同,据本书前后文例补。

2 良:原作"驱",据蜀本、集成本、石印本改。

3 藁本:原脱,据蜀本、集成本、石印本补。

4 白芷:原脱,据蜀本、集成本、石印本补。

5 疵:他本均作"瘢",亦通。

收敛营血,消化瘀蒸,治吐衄崩带、积聚痃癖,杀寸白诸虫。

马兰 味辛,气平,入手太阴肺、足厥阴肝经。止血破瘀,消疳除疟,调营养血,破旧生新,治吐衄疟痢,消酒疸[1]水肿、腹痛肠澼、喉痹口紧,疗金疮折损,解蛊毒蛇伤、菌毒痔疮。

土茯苓 味甘,气平,入足少阴肾经。利水泻湿,燥土健中。壮筋骨而伸拘挛,利关节而消壅肿。最养脾胃,甚止泄利。

土茯苓[2]燥土泻湿,壮骨强筋,止泄敛肠,极有殊效。善治痈疽瘰疬,杨梅恶疮。

灯心草 味淡,气平,入足少阴肾经。利水通淋,泻湿开癃。

灯心草利水渗湿,通小便淋涩。烧灰吹喉[3]。散止鼻衄,并治破伤血流之证。

木通 味辛,气平,入足太阳膀胱经。通经利水,渗湿清热。

木通孔窍玲珑,通利窍隧,利水开癃,渗泻膀胱湿热。庸工利水方中,率多用之,而绝不得效。本草诸[4]家,未参验耳。

萹蓄 味苦,气平,入足太阳膀胱经。清利膀胱,渗泻湿热。

萹蓄利水泻湿,治黄疸淋涩,消女子阴蚀,杀小儿蛔虫,疗浸淫疥疬、疽痔痛痒[5]之证。

海带 味咸,性寒,入足太阳膀胱经。行痰泻火,消瘿化瘤。

海带[6]咸寒疏利,清热软坚,化痰利水,治鼓胀瘿瘤,与昆布、海藻同功。

昆布 味咸,性寒,入足太阳膀胱经。泻水去湿,破积软坚。

昆布咸寒清利,治气臌水胀、瘿瘤瘰疬、癥疝恶疮,与海带、海藻同功。

地肤子 味苦,微寒,入足太阳膀胱经。利水泻湿,清热止淋。

地肤子[7]清利膀胱湿热,治小便淋涩,疗头目肿痛、狐疝阴癫、腰疼胁

1 疸:原作"痕",据蜀本、集成本改。
2 土茯苓:原脱,诸本均同,据本书前后文例补。
3 烧灰吹喉:诸本均同,据文义,疑下有脱文。
4 诸:原作"之",据蜀本、集成本、石印本、上下文义改。
5 疗浸淫疥疬、疽痔痛痒:他本均作"疗淫疥疬疽、痔疮痛痒"。
6 海带:原脱,据蜀本、集成本、石印本补。
7 地肤子:原脱,据集成本、石印本补。

痛、血痢恶疮、阳痿诸证。

苗、叶利水亦捷。

萆薢 味苦,气平,入足太阳膀胱经。泻水去湿,壮骨舒筋。

萆薢[1]疏泻水道,驱经络关节之湿,治手足痿痹瘫痪、小便白浊频数诸证。并医恶疮痔瘘。

牛膝 味苦、酸,气平,入足太阳膀胱、足厥阴肝经。利水开淋,破血通经。

牛膝[2]疏利水道,治小便淋涩疼痛,疗膝胫痿痹拘挛,通[3]女子经脉闭结,起男子宗筋软缩,破坚瘕老血,消毒肿恶疮、木器刺伤。捣敷金疮,溃痈排脓。堕胎下衣、喉痹舌疮、扑伤打损、瘾疹风癞皆效。

其性下行,肝脾郁陷者勿用。

旱莲草 味甘、酸,入足少阴肾、足厥阴肝经。益肝肾,乌须发。

旱莲草[4]汁黑如墨,得少阴水色,入肝滋血,黑发乌须。止一切失血,敷各种疮毒。汁涂眉发,其性速繁。

天雄 味辛,性温,入足少阴肾、足厥阴肝经。驱寒泻湿,秘精壮阳,温肾荣筋,治阳痿精滑、膝挛腰痛、心腹疼痛、胸膈痰水,续筋接骨,化癖消癥,排痈疽脓血,起风痹瘫痪,治霍乱转筋。

天雄即附子长大者,制法与附子同。煨,去皮脐,切片,隔纸焙干。稍生服之,则麻木昏晕。

仙茅 味辛,气温,入足少阴肾、足厥阴肝经。壮骨强筋,暖腰温膝。

仙茅暖水荣木,复脉清风,滋筋力,益房帏,治玉麈痿软、皮肤风癞。

去毛,糯米浸汁,去赤汗。

仙灵脾 味辛、苦,微温,入足少阴肾、足厥阴肝经。荣筋强骨,起痿壮阳。

仙灵脾[5]滋益精血,温补肝肾,治阳痿不举、阴绝不生。消瘰疬,起瘫

---

1 萆薢:原脱,据蜀本、集成本、石印本补。

2 牛膝:原脱,据蜀本、集成本、石印本补。

3 通:原脱,据蜀本、集成本、石印本补。

4 旱莲草:原脱,据蜀本、集成本、石印本补。

5 仙灵脾:原脱,据蜀本、集成本、石印本补。

痪。清风明目，益志宁神。

亦名淫羊霍[1]。

羊脂拌炒。

巴戟天　味辛、甘，微温，入足少阴肾、足厥阴肝经。强筋健骨，秘精壮阳。

巴戟天[2]温补精血，滋益宗筋，治阳痿精滑、鬼交梦遗。驱逐脉风，消除痂癞。

去梗，酒浸，蒸晒。

蒺藜　味苦，微温，入足少阴肾、足厥阴肝经。泻湿驱风，敛精缩溺。

蒺藜子疏木驱风，治肝气输泄、精滑溺数、血淋白带。白者良[3]，与沙苑同性。

菟丝子　味酸，气平，入足少阴肾、足厥阴肝经。敛精利水，暖膝温腰。

菟丝子[4]酸涩敛固，治遗[5]精淋漓、膝冷腰痛。但不宜于脾胃[6]，久服中宫壅塞，饮食不化，不可用以误人。

覆盆子　味甘，气平，入足少阴肾、足厥阴肝经。强阴起痿，缩溺敛精。

覆盆子[7]补肝肾精血，壮阳宜子，黑发润颜，治小便短数。

狗脊　味苦，气平，入足少阴肾、足厥阴肝经。泻湿驱寒，起痿止痛。

狗脊[8]泻肾肝湿气，通关利窍，强筋壮骨[9]，治腰痛膝疼、足肿腿弱、遗精带浊。

去毛，酒蒸。

猴姜　味苦，微温，入足少阴肾、足厥阴肝经。接骨断，止牙痛。

---

1 霍：通"藿"。《汉书·鲍宣传》："浆酒霍肉。"颜师古注："刘德曰：……视肉如霍也。"

2 巴戟天：原脱，据蜀本、集成本、石印本补。

3 良：原脱，据蜀本、集成本、石印本补。

4 菟丝子：原脱，据蜀本、集成本、石印本补。

5 遗：原作"之"，据蜀本、集成本、石印本改。

6 于脾胃：原作"脾用"，据蜀本、集成本、石印本改。

7 覆盆子：原脱，据蜀本、集成本、石印本补。

8 狗脊：原脱，据蜀本、集成本、石印本补。

9 强筋壮骨：原作"壮筋骨"，据蜀本、集成本、石印本改。

猴姜[1]泻湿通经，治关节疼痛、手足不仁、耳鸣牙疼、筋断骨折。兼疗肾泄。

亦名骨碎补。

远志 味辛，微温，入手少阴心、足少阴肾经。开心利窍，益智安神。

远志[2]辛散开通，治心窍昏塞、胸膈痹痛。补肾壮阳，敛精止泄。疗骨疽乳痈，一切疮疡肿毒。

菖蒲 味辛，气平，入手少阴心经。开心益智，下气行郁。

菖蒲[3]辛烈疏通，开隧窍瘀阻，除神志迷塞，消心下伏梁，逐经络湿痹，治耳目瞆聋，疗心腹疼痛。止崩漏带下、胎动半产，散痈疽肿痛、疥癣痔瘘。

生石中者佳。四川地道，莱阳出者亦可用。

地丁 味苦、辛，微寒，入手少阴心、足少阳胆经。消肿毒[4]，疗疮疥。

地丁[5]行经泻火，散肿消毒，治痈疽瘰疬、疔毒恶疮。敷食皆佳。

紫花地丁，更胜白花者，亦名蒲公英。蒲公英黄花，非白花[6]。

漏芦 味咸，微寒，入足少阴肾、足厥阴肝经。利水秘精，凉血败毒。

漏芦[7]咸寒，利水泻湿，清肝退热。治失溺遗精，淋血便红，眼痛目赤，背疽乳痈，痔瘘瘰疬，白秃金疮，历节带下，泄利。治一切虫伤跌打，恶疮毒肿。排脓止血，服浴皆善。下乳汁最捷。

海金沙 味甘，性寒，入手太阳小肠经。利水泻湿[8]，开癃止淋。

海金沙[9]清泻膀胱湿热，治膏、血、砂、石诸淋，消鼓胀肿满。

沙乃草上细粉，如蒲黄然。

千金子 味辛，微涩，入足阳明胃、手阳明大肠、手太阳小肠、足太阳膀胱经。泻水下痰，决瘀扫腐。

---

1 猴姜：原脱，据蜀本、集成本、石印本补。

2 远志：原脱，据蜀本、集成本、石印本补。

3 菖蒲：原脱，据蜀本、集成本、石印本补。

4 肿毒：原作"毒肿"，据蜀本、集成本、石印本、下文"散肿消毒"乙转。

5 地丁：原脱，据蜀本、集成本、石印本补。

6 蒲公英黄花，非白花：原脱，据蜀本、集成本、石印本补。

7 漏芦：原脱，据蜀本、集成本、石印本补。

8 湿：原作"关"，据蜀本、集成本、石印本改。

9 海金沙：原脱，诸本均同，据本书前后文例补。

　　千金子下停痰积水，一扫而空，功力迅速，远胜他药，亦不甚伤中气。凡食积血块、老癖坚癥、经闭胞转、气臌水胀，皆有捷效。兼泻蛊毒，疗蛇咬，点黑子赘疣，愈疥癣䵟黵。

　　去壳服。白仁纸包，压去油，净取霜，每服十余粒。

　　亦名**续随子**。

玉楸药解卷二

昌邑黄元御坤载著

◎ **木部**

降香 味苦,微温,入足太阴脾、手少阴心经。疗梃刃伤损,治痈疽肿痛。

降香芳烈辛温,烧之辟疫疠之邪、痈疽之病,与夫跌打金疮、皮破血漏、筋断骨伤皆疗。

丁香 味辛,气温,入足太阴脾、足阳明胃经。温燥脾胃,驱逐胀满。治心腹疼痛,除腰腿湿寒。最止呕哕,善回滑溏。杀虫解蛊,化块磨坚。起丈夫阳弱,愈女子阴冷。

丁香辛烈温燥,驱寒泻湿,暖中扶土,降逆升陷,善治反胃肠滑、寒结腹痛之证。

用母丁香。雄者为**鸡舌香**。

木香 味辛,微温,入足太阴脾、足阳明胃经。止呕吐泄利,平积聚癥瘕。安胎保妊,消胀止痛。

木香辛燥之性,破滞攻坚,是其所长。庸工以治肝家之病,则不通矣。肝以风木之气,凡病皆燥,最不宜者。

面煨实大肠,生磨消肿病。

白檀香 味辛,微温,入足阳明胃、足太阴脾、手太阴肺经。治心腹疼痛,消癥疝凝结。

白檀香辛温疏利,破郁消满,亦治吐胀呕泄之证,磨涂面上黑痣。

紫檀香破瘀消肿,止金疮血漏,煎饮磨涂最良。

乌药 味辛,气温,入足阳明胃、足太阴脾、手太阴肺经。破瘀泻满,止痛消胀。

乌药辛散走泻,治痛满吐利、胀肿喘息、寒疝冲突、脚气升逆之证。但不宜虚家,庸工以之治虚满之病,非良法也。

槟榔 味苦、辛、涩,气温,入足太阴脾、足阳明胃经。降浊下气,破郁消满。化水谷之陈宿,行痰饮之停留。治心腹痛楚,疗山水瘴疠。

槟榔辛温，下气破滞，磨坚行瘀，败陈宿之气，亦有用之良材。若气虚作满，则损正益邪，不能奏效矣。

大腹子 味辛、苦、涩，气温，入足太阴脾、足阳明胃经。下气宽胸，行郁散浊。

大腹子即槟榔之别产，而大腹者，性既相同，效亦不殊。

大腹皮专治皮肤肿胀，亦甚不宜虚家。肿胀有根本，皮肤是肿胀之处所，非肿胀之根本也。庸工不知根本，但于皮肤求之，非徒无益，而又害之。

阿魏 味辛，气臭，入足太阴脾、足厥阴肝经。辟温御瘴，破积消癥。

阿魏辛烈臭恶，化血积血癥、固瘕[1]癫疝，杀小虫，消疟母，辟温疫瘴疠之灾，解蕈[2]菰牛马之毒。

阿魏生西番昆仑地，是木汁坚凝成冰，松脂渍胶，臭恶异常。炒研入碗，磁面崩损，成片而下，其克伐剥蚀之力，无坚不破，化癖磨癥，此为第一。但可入膏药敷贴，不宜汤丸服饵也。

炒焦，研细。

苏木 味辛、咸，气平，入足厥阴肝经。调经行血，破瘀止痛。

苏木善行瘀血，凡胎产癥瘕、疮疡跌扑、一切瘀血皆效。

血竭 味咸，气平，入足厥阴肝经。破瘀行血，止痛续伤。

血竭破瘀血癥瘕积块、跌扑停瘀皆良，亦止鼻衄便血，并治恶疮疥癣。

乳香 味辛，微温，入足厥阴肝经。活血舒筋，消肿止痛。

乳香活血行瘀，治心腹疼痛，消痈疽结肿，散风癫瘙痒，平跌打溃烂，止口眼㖞斜，舒筋脉挛缩。

炒干，研用。

没药 味苦，气平，入足厥阴肝经。破血止痛，消肿生肌。

没药破血行瘀，化老血宿癥，治痈疽痔漏、金疮杖疮、跌扑损伤、一切血瘀肿痛，疗经期产后、心腹疼痛诸证。

制同乳香。

棕榈毛 味苦、涩，气平，入足厥阴肝经。收敛失血，固涩肠滑。

棕榈毛收涩之性，最能止血，凡九窍流溢，及金疮跌打诸血皆止。

---

1 瘕：原作"痂"，音近、形近之误，据蜀本、集成本、石印本改。
2 蕈：原作"芴（蘆）"，形近之误，据蜀本、集成本、石印本改。

烧灰存性用,上品也。

芜荑 味辛,气平,入足厥阴肝经。杀虫破积,止痢消疮。

芜荑杀藏府诸虫,磨气积血癥,治痔瘘疥癣、一切诸疮,止寒冷痢。

芦荟 味苦,性寒,入足厥阴肝经。杀虫消痔,退热除疳。

芦荟清热杀虫,治痔瘘疥癣。

亦名**象胆**。

肉桂 味甘、辛,气香,性温,入足厥阴肝经。温肝暖血,破瘀消癥。逐腰腿湿寒,驱腹胁疼痛。

肝属木而藏血,血秉木气,其性温暖。温气上升,阳和舒布,积而成热,则化心火。木之温者,阳之半升;火之热者,阳之全浮也。人知气之为阳,而不知其实含阴精;知血之为阴,而不知其实抱阳气。

血中之温,化火为热之原也。温气充足,则阳旺而人康;温气衰弱,则阴盛而人病。阳复则生,阴胜则死。生之与死,美恶不同;阳之与阴,贵贱自殊。蠢[1]飞蠕动,尚知死生之美恶;下士庸工,不解阴阳之贵贱。千古祸源,积成于贵阴贱阳之家矣。

欲求长生,必扶阳气。扶阳之法,当于气血之中,培其根本。阳根微弱,方胎水木之中,止[2]有不足,万无有余,世无温气太旺而生病者。其肝家痛热,缘生意不足,温气抑郁,而生风燥,非阳旺而阴虚也。

肉桂温暖条畅,大补血中温气。香甘入土,辛甘入木,辛香之气,善行滞结,是以最解肝脾之郁。

金之味辛,木之味酸。辛酸者,金木之郁,肺肝之病也。盖金之性收,木之性散。金曰从革[3],从则收而革不收,于是作辛;木曰曲直[4],直则散而曲不散,于是作酸。辛则肺病,酸则肝病,以其郁也,故肺宜酸收而肝宜辛散。肺得酸收,则革者从降而辛味收;肝得辛散,则曲者宜[5]升而酸味散矣。事有相反而相成者,此类是也。肝脾发舒,温气升达,而化阳神。阳神司令,

---

1 蠢:《说文解字》"虫动也"。

2 止:仅也。《庄子·天运》:"仁义,先王之蘧庐也,止可以一宿而不可久处。"

3 金曰从革:语出《尚书·周书·洪范》。

4 木曰曲直:语出《尚书·周书·洪范》。

5 宜:诸本均同,据上下文义当作"直"。

阴邪无权,却病延年之道,不外乎此。

凡经络堙瘀、藏府癥结、关节闭塞、心腹疼痛等证,无非温气微弱,血分寒冱之故。以至上下脱泄,九窍不守,紫黑成块,腐败不鲜者,皆其证也。女子月期产后,种种诸病,总不出此。悉宜肉桂,余药不能。

肉桂本系树皮,赤主走表,但重厚内行,所走者表中之里。究其力量所至,直达藏府,与桂枝走经络者不同。

杜仲　味辛,气平,入足厥阴肝经。荣筋壮骨,健膝强腰。

杜仲去关节湿淫,治腰膝酸痛、腿足拘挛,益肝肾,养筋骨。

五加皮　味辛,微温,入足厥阴肝经。逐湿开痹,起痿伸挛。

五加皮通关泻湿,壮骨强筋,治腰痛膝软、足痿筋拘、男子阳痿囊湿、女子阴痒阴蚀、下部诸证。

蔓荆子　味苦,微温,入足厥阴肝经。泻风湿,清头目。

蔓荆子发散风湿,治麻痹拘挛、眼肿头痛之证。

头目疼痛,乃胆胃逆升、浊气上壅所致,庸医以为头风,而用蔓荆子发散之药,不通极矣！诸家本草,皆出下士之手,此等妄言,不胜其数。

密蒙花　味甘,微寒,入足厥阴肝经。清肺润燥,明目去翳。

密蒙花清肝明目,治红肿翳障。庸工习用,不效也。

治病不求其本,不解眼病根源,浪用一切清凉发散之药,百治不得一效,此庸工之所以庸也。

大风子　味苦,微热,入足厥阴肝经。搽疥疠,涂杨梅。

大风子辛热发散,治风癣、疥疠、杨梅之证,取油涂抹。

研烂,器[1]收,汤煮,密封,煎黑如膏,名大风子油。

槐实　味苦,性寒,入足厥阴肝经。凉血清风,润肠消痔。

槐实苦寒,清肝家风热,治痔瘘肿痛、阴疮湿痒,明目止泪,清心除烦,坠胎催生,乌须黑发,口齿热痛,头目晕眩,寒泻大肠,润燥开结。

楝子　味苦,性寒,入足厥阴肝经。泻火除狂,利水止痛。

苦楝子清肝泻热,利水杀虫,治瘟疫伤寒、烦躁狂乱,止腹痛溺癃、癫病痔瘘、大便下血。

亦名**金铃子**。

---

1 器:他本均作"瓶"。

竹沥 味甘,性寒,入手太阴肺经。清肺行痰。

竹沥甘寒疏利,清胸膈烦渴,开痰涎胶黏,治中风心肺郁热、孔窍迷塞之证。

鲜竹去节,火烘沥下,磁器接之。其性虽寒,不至滑泻肠胃。清上之药,最为佳品。

荆沥 味甘,气平,入手太阴肺经。化痰泻热,止渴清风。

荆沥化痰驱风,治头目[1]晕眩、中风不语之病。功与竹沥相同,热宜竹沥,寒宜荆沥。

榆白皮 味甘,气平,入手太阴肺、足太阳膀胱经。止喘降逆,利水消肿。

榆白皮清金利水,治齁喘咳嗽、淋漓消渴,滑胎催生,行血消肿,痈疽发背,瘰疬秃疮。

木芙蓉 味辛,气平,入手太阴肺、足厥阴肝经。清风泻热,凉血消毒。

木芙蓉清利消散,善败肿毒,一切疮疡,大有捷效。涂饮俱善。

金樱子 味咸,性涩,入手阳明大肠、足厥阴肝经。敛肠止泄,固精断遗。

金樱子酸敛涩固,治泄利遗精。肝气[2]郁结者,不宜。酸敛之品,服之则遗精愈甚,当与升达之药并用。

辛夷 味辛,微温,入手太阴肺、足阳明胃经。泻肺降逆,利气破壅。

辛夷降泻肺胃,治头痛、口齿疼、鼻塞,收涕去齈[3],散寒止痒,涂面润肤,吹鼻疗疮。

亦名**木笔花**。

苏合香 味辛,性温,入手太阴肺、足厥阴肝经。辟鬼驱邪,利水消肿。

苏合香走散开通,能杀虫辟恶除邪,治肿胀疹痱[4]、气积血癥,调和藏府,却一切不正之气。

安息香 味辛、苦,气温,入手太阴肺、足厥阴肝经。除邪杀鬼,固精

---

1 目:原脱,据蜀本、集成本、石印本补。

2 气:原脱,据蜀本、集成本、石印本补。

3 齈:原作"肝",据蜀本、集成本、石印本改。

4 痱:原作"瘄",据蜀本、集成本、石印本改。

壮阳。

安息香温燥窜走,治鬼支邪附、阳痿精遗、历节疼痛及心腹疼痛之病。熏服皆效。烧之神降鬼逃。

韶脑 味辛,性热,入手太阴肺、足厥阴肝经。通经开滞,去湿杀虫。

韶脑辛烈之性,通关透节,去湿逐风,治心疼腹痛、脚气牙虫、疥癣秃疮。箱笼席[1]簟,杀蠹辟虱。

冰片 味辛,性凉,入手太阴肺、足厥阴肝经。去翳明目,开痹通喉。

冰片辛凉开散,治赤目白翳、喉痹[2]牙疼、鼻瘜舌出、肠脱,杀虫消痔,开窍散火。

蕤仁 味甘,微温,入手太阴肺、足厥阴肝经。明目止疼,退赤收泪。

蕤仁理肺疏肝,治眼病赤肿、目烂泪流、鼻痛衄血、痞痰阻隔。生治多睡,熟治不眠。

琥珀 味辛、甘,气平,入手太阴肺、足厥阴肝经。明目去翳,安魂定魄。

琥珀凉肺清肝,磨障翳[3],止惊悸,除遗精白浊,下死胎胞衣,涂面益色,敷疔拔毒,止渴除烦,滑胎催生。

乳浸三日,煮软,捣碎。

淡竹叶 味甘,微寒,入足太阳膀胱经。利水去湿,泻热除烦。

淡竹叶甘寒渗利,疏通小便,清泻膀胱湿热。

没石子 味苦,微温,入足少阴肾、足厥阴肝经。补精血,乌须发。

没石子性气温涩,治虚冷滑泄、赤白痢疾,合药染须。烧灰扑汗,治阴汗。

亦名**无余子**。

焙,研屑用。

桑椹 味甘,气辛,入足太阳膀胱、足厥阴肝经。止渴生津,消肿利水。

桑椹滋木利水,清风润燥,治消渴癃淋、瘰疬秃疮,乌须黑发。

---

1 席:用竹片、草茎等编成的垫子,可铺设坐卧。《孟子·滕文公上》:"其徒数十人,皆衣褐捆屦织席以为食。"

2 喉痹:原作"头痛",据蜀本、集成本改。

3 翳:原脱,据蜀本、集成本、石印本补。

桑叶治脚气水肿,扑损金疮,行瘀止渴,长发明目。

桑枝治脚气中风、喝斜拘挛、咳嗽上气、紫白癜风,消痈疽,利小便。

桑皮汁灭黑痣恶肉,敷金疮,化积块。

亦名**木硇**[1]。

桑花涩肠止嗽,治吐衄崩带。

女贞子　味苦,气平,入足少阴肾、足厥阴肝经。强筋健骨,秘精壮阳。补益精血,长养精神。

女贞子隆冬苍翠,非其温暖之性,不能如是。

楮实子　味甘,气平,入足少阴肾、足太阳膀胱、足厥阴肝经。起痿助阳,利水消肿。

楮实子温暖[2]肝肾,补益虚劳,壮筋骨,强腰膝,治阳事痿弱、水气胀满,明目去翳,充肤悦颜,疗喉痹金疮,俱效。

枸杞子　味苦、微甘,性寒,入足少阴肾、足厥阴肝经。补阴壮水,滋木清风。

枸杞子苦寒之性,滋润肾肝,寒泻脾胃,土燥便坚者宜之。水寒土湿,肠滑便利者,服之必生溏泄。《本草》谓其助阳,甚不然也。

根名**地骨皮**,清肝泻热,凉骨除蒸,止吐血齿衄、金疮血漏、止热消渴。

桑寄生　味苦,气平,入足少阴肾、足厥阴肝经。壮骨荣筋,止血通乳。

桑寄生通达经络,驱逐湿痹,治腰痛背强、筋痿骨弱、血崩乳闭胎动、腹痛痢疾、金疮痈疽,坚发齿,长眉须。

雷丸　味苦,性寒,入手少阴心、足厥阴肝经。杀虫解蛊,止汗除癫。

雷丸清热疏肝,杀寸白小虫,驱风除痫,止小儿汗。久服令人阴痿。

甘草水浸,去皮,切,炮为末,扑身止[3]汗。

天竺黄　味甘,性寒,入手少阴心、足少阳胆经。泻热宁神,止惊除痰。

天竺黄清君相火邪,治惊悸癫痫、中风痰迷、失音不语,明目安心,清热解毒。

柏子仁　味甘、辛,气平,入足太阴脾、手阳明大肠、手少阴心、足厥阴

1　亦名木硇:原为夹注,据蜀本、集成本、石印本改。

2　温暖:原作"暖温",据蜀本、集成本、石印本乙转。

3　止:原作"出",据蜀本、集成本、石印本改。

肝经。润燥除湿,敛气宁神。

柏子仁辛香甘涩,秉[1]燥金敛肃之气,而体质则极滋润,能收摄神魂,宁安惊悸,滑肠开秘,荣肝起痿,明目聪耳,健膝强腰,泽润舒筋,敛血止汗。燥可泻湿,润亦清风,至善之品。

蒸晒舂簸,取仁,炒研,烧沥取油,光泽须发。涂抹癣疥,搽黄水疮,最效。

松子仁 味甘、辛,气平,入手太阴肺、手阳明大肠、手少阴心、足厥阴肝经。润燥清风,除湿开痹。

松子仁与柏子仁相同,收涩不及而滋润过之,润肺止咳,滑肠通秘,开关逐痹,泽肤荣毛,亦佳善之品。研揩须发,最生光泽。

松子大如豆粒,光头三角,出云南、辽东,中原无此。

松香治痈疽疥痱、秃疮血瘘,止痛生肌,排脓收口,止崩除带,强筋固齿,历节疼痛,阴囊湿痒。

松节治腰腿湿痹,筋骨疼痛。

松花止血。

---

1 秉:原作"乘",据蜀本改。

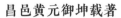

玉楸药解卷三

昌邑黄元御坤载著

◎ 金石部

钟乳 味甘,性温,入足太阴脾、手太阴肺、足少阴肾、足厥阴肝经。宁嗽止喘,敛血秘精。

石钟乳燥湿悍疾,治脾肾湿寒,遗精吐血,肠滑乳闭,虚喘劳嗽,阳痿声哑,其功甚速。寒消湿去,食进气充。恃此纵欲伤精,阳根升泄,往往发为消淋痈疽之证,固缘金石慓悍,亦因服者恃药力而雕斫[1]也。

硫黄 味酸,性温,入足太阴脾、足少阴肾、足厥阴肝经。驱寒燥湿,补火壮阳。

石硫黄温燥水土,驱逐湿寒;治虚劳咳嗽,呕吐泄利,衄血便红,冷气寒瘕,腰软膝痛,阳痿精滑,痈疽痔瘘,疥癣癞秃。敷女子阴痒,洗玉门宽冷,涂䘌疣聤耳[2],消胬肉顽疮。

入萝卜内,稻糠火煨熟,去其臭气,研细用。

硝石能化硫为水,以竹筒盛埋马粪中,一月成水,名硫黄液。

硇砂 味辛,性温,入足太阴脾、手太阴肺经。攻坚破结,化痞磨癥。

硇砂辛烈消克,治气块血癥、老翳胬肉、停食宿胀、疣痣赘瘤之属。《本草》谓其暖胃益阳,消食止嗽,备载服食之法。如此毒物,能[3]使金石销毁,何可入腹!但宜入膏散外用耳。

西番者佳。

金屑 味辛,性寒,入足阳明胃、手太阴肺经。镇定魂魄,宁安惊悸。

金屑服之杀人,性同鸩酒,古人赐死,往往用此。《本草》谓其能止咳

---

1 雕斫:雕,损伤也,通"凋"。《左传·昭公八年》:"民力雕尽。"斫,削也。《孟子·梁惠王下》:"匠人斫而小之。"雕斫,损削也。

2 䘌疣聤耳:他本均作"鼻䘌疣痣"。

3 能:原作"解",据蜀本、集成本、石印本改。

嗽吐血,惊悸癫痫。方士制炼服饵,以为长生不死,荒妄极矣。或谓生者有毒,熟者无毒,胡说之至! 庸工每常用之。即至少服,不至[1]杀人,而惊悸自有原本,镇重之物,何能得[2]效!

砒霜 味苦、辛,性热,入足太阴脾、手太阴肺、足厥阴肝经。行痰化癖,截疟除痾。

砒霜辛热大毒,治寒痰冷癖、久疟积痢,疗痔漏瘰疬、心痛痾喘,蚀痈疽腐肉,平走马牙疳。

生名砒黄,炼名砒霜,经火更毒,得酒愈烈,过脐则生吐泻,服一钱杀人!

花乳石 味酸、涩,气平,入足厥阴肝经。止血行瘀,磨翳[3]消瘴。

花乳石功专止血,治吐衄崩漏、胎产刀杖、一切诸血。善疗金疮,合硫黄煅炼,敷之神效。亦磨远年障翳,化瘀血老癥,落死胎,下[4]胞衣。

煅,研,水飞用。

密陀僧 味辛,气平,入足厥阴肝经。宁嗽止惊,化积杀虫。

密陀僧沉坠下行,能降痰止吐,化积除惊,宁嗽断痢,止血消肿,平痔瘘汗斑、口疮鼻齇、臁疮骨疽之属。

研细,水飞。

空青 味苦,性寒,入足厥阴肝经。磨翳明目,化积行瘀。

空青清肝破滞,治目昏眼痛、赤肿障翳,通经下乳,利水消癥。

石子如卵,内含水浆,摇之有声,其名空青,点久年翳膜青盲。壳亦磨障。亦有内裹白面者,搽肿毒疮疖甚效,亦空青之别种,极难得也。

层青 味酸,性寒,入足厥阴肝经。明目去翳,破积杀虫。

层青治眼痛赤烂多泪,明目,磨癥化积,亦同空青。

层青色如波斯青黛,层层而出,故名。

石青 味甘,气平,入足厥阴肝经。明目止痛,消肿破癥。

石青清肝退热,治目昏眼痛、跌打金疮,消痈肿,化积聚,吐顽痰。

---

1 至:他本均作"致"。

2 得:原脱,据蜀本、集成本、石印本补。

3 翳:原作"郁",诸本均同,据下文"磨远年障翳"改。

4 下:原脱,据蜀本、集成本、石印本补。

石绿 味酸,气平,入足厥阴肝经。止泄痢,吐风痰。

石绿清凉重坠,治风痰壅闷、急惊昏迷。

青礞石 味咸,气平,入手太阴肺、足太阴脾经。化痰消谷,破积攻坚。

青礞石重坠下行,化停痰宿谷,破鞕块老瘀。其性迅利,不宜虚家。庸工有滚痰丸方,用礞石、大黄,泻人中气,最可恶也。

海浮石 味咸,气平,入手太阴肺、足厥阴肝经。化痰止渴,破滞软坚。

海浮石咸寒通利,能化老痰,消积块,止渴通淋,去翳障,平瘿瘤,清金止嗽,泻湿消疝。亦兼治疔毒恶疮。

铁锈 味咸,气平,入手太阴肺、足厥阴肝经。消肿败毒,降逆清热。

铁锈重坠清降,消肿毒恶疮,疗蜘蛛蜈蚣诸伤。

铜青 味咸,气平,入手太阴肺、足厥阴肝经。止血行痰,消肿合疮。

铜青[1]即铜绿,酸涩,能合金疮,止血流,平牙疳[2]肉蚀,收烂弦冷泪,消臁疮顽癣,疗痔瘘杨梅,去风杀虫,生发点痣。功专外用,不入汤丸。医书用吐痰,殊非良法。

石灰 味辛,性温,入手太阴肺、手阳明大肠经。止血,化积,杀虫。

石灰温暖燥烈,收湿驱寒;治痈疽疥癣、瘰疬癥瘕、痔瘘瘿疣、白癜黑痣、松刺瘜肉、水泄红烂、赤带白淫、脱肛阴挺、囊坠发落、牙疼口喝。止痛合疮,生肌长肉,坠胎杀虫,染发乌须,收金疮血流。但可外用熏敷涂,不可服饵。

牛胆拌套,风干者佳。

绿矾 味酸,性凉,入手太阴肺、手阳明大肠经。消痈化积,止血平疮。

绿矾燥烈收涩,治痰涎疟痢、积聚胀满、喉痹牙虫、耳疮眼疼、弦烂水肿、崩中便血、疥癣秃疮之烂蛆生者。亦外用,未可轻服。

蓬砂 味咸,性凉,入手太阴肺经。化痰止嗽,磨翳消癥。

蓬砂消癥化瘀[3],治癖积翳障、胬肉结核、喉痹骨鲠。《本草》谓其化痰止嗽,清肺生津,除反胃噎膈。此非循良之性,未可服饵也。

胆矾 味酸,性寒,入手太阴肺经。降逆止嗽,消肿化积。

---

1 铜青:原脱,诸本均同,据本书前后文例补。

2 疳:原作"兔",据蜀本、集成本、石印本改。

3 消癥化瘀:原作"消化瘀痰",据蜀本、集成本、石印本改。

胆矾酸涩燥收,能克化癥结,消散肿毒,治齿痛牙疳、喉痹牙虫、鼻内阴蚀、脚疽痔瘘、杨梅金疮、白癜、一切肿痛。疗带下崩中,治上气眼疼弦烂、疯狗咬伤、百虫入耳、腋下狐臭。吐风痰最捷。

炉甘石　味甘,气平,入手太阴肺经。明目退翳,收敛疮肉。

炉甘石清金燥湿,治眼病红肿、翳障弦烂泪流,兼医痔瘘下疳,止血消毒,并疗阴囊湿痒。

炉甘石生金银矿,秉寒肃燥敛之气,最能收湿合疮,退翳除烂。但病重根深,不能点洗收效,必须服药饵,用拔本塞源之法。若眼科诸言,一派胡说,不可服也。

煅红,童便浸数次,水洗,研细,水飞。

珊瑚　味辛,气平,入手太阴肺经。点眼去翳,吹耳[1]鼻止衄。

珊瑚磨翳消障,功载《本草》,而取效甚难,至谓化血止衄,则其说更荒诞。

玛瑙　味辛,气平,入手太阴肺经。点眼去翳,熨目消红。

玛瑙磨翳退障,存此一说可也,至于收功奏效,则未能矣。

石燕　味甘,性凉,入足少阴肾、足太阳膀胱经。利水通淋,止带催生。

石燕甘寒渗利,泻膀胱湿热,治淋沥热涩、溺血便血、消渴带下、痔瘘障翳、齿动牙疼、卷毛倒捷。

石蟹　味苦、咸,性寒,入手少阴心、足少阳胆经。清心泻热,明目磨翳。

石蟹咸寒泻火,治青盲白翳、瘟疾热疾,催生落胎,行血消肿,痈疽热毒,吹喉痹,解漆疮。

石蚕　味苦,微凉,入足太阳膀胱经。通淋沥,生肌肉。

石蚕清利膀胱,治石淋血结,磨服则下碎石。

石鳖　味甘,性凉,入足太阳膀胱经。通淋沥,止便血。

石鳖清泻膀胱,治小便淋沥。

阳起石　味咸,微温,入足少阴肾、足厥阴肝经。起痿壮阳,止带调经。

阳起石温暖肝肾,强健宗筋,治寒疝冷瘕、崩漏带下、阴下湿痒、腰膝酸疼、腹痛无子、经期不定。

1　耳:蜀本、集成本、石印本无此字。

吸铁石 味辛,微寒,入足少阴肾、手太阴肺经。补肾益精。

吸铁石收敛肺肾,治耳聋目昏、喉痛颈核、筋羸骨弱、阳痿脱肛、金疮肿毒、咽铁吞针。敛肝止血,种种功效,悉载《本草》,庸工用之,殊无应验,非药石中善品也。

火煅,醋淬,研细,水飞。

自然铜 味辛,气平,入足少阴肾、足厥阴肝经。补伤续绝,行瘀消肿。

自然铜燥湿[1]行瘀,止痛续折,治跌打损伤、癥瘕积聚,破血消瘿,宁心定悸,疗风湿瘫痪之属。

自然铜收湿之力,与[2]无名异同。

火煅,醋淬,研细,水飞。

无名异 味咸,气平,入足少阴肾、足厥阴肝经。接骨续筋,破瘀消肿。

无名异燥湿行瘀,消肿止痛,治金疮打损、筋断骨折、痈疽杨梅、痔瘘瘰疬、脚气臁疮之类。

无名异善收湿气,调漆炼油,其干甚速,至燥之品。

铁落 味辛,气平,入手少阴心、足少阳胆经。宁心下气,止怒除狂。

生铁落,《素问·病能论》用治怒狂。曰:生铁落者,下气疾也。肝主怒,肝虚则惊悸善恐,胆旺则风[3]狂善怒。铁落镇伏肝胆,收摄神魂,止惊除狂,是所长也。

针砂 味咸,气平,入手少阴心、足太阳膀胱经。宁神止惊,泻湿消胀。

针砂镇定心神,疏通水道,治惊痫,扫痰饮,治水胀,除黄疸[4],缩瘿瘤,染须发。然金石重坠,未宜轻服。炒熨手足,去湿痹疼痛,甚效。

水银 味辛,性寒,入手少阴心、足少阴肾经。杀虫去虱,止痛拔毒。

水银大寒至毒,治疥癣痔瘘、杨梅恶疮,灭白癜粉疱。但可涂搽,不可服饵;服之痿阳绝产,筋挛骨痛。

古人服方士烧炼水银,以为不死神丹,殒命夭年,不可胜数。帝王将

---

1 湿:原作"温",据蜀本、集成本、石印本、下文"自然铜收湿"改。

2 与:原脱,据蜀本、集成本、石印本补。

3 风:通"疯"。《正字通》:"别作疯。"

4 疸:原作"疽",据集成本改。

士¹多被其毒。古来服食求神仙,多为药所误,其由来远矣。

勿入疮口。

轻粉 味辛,性寒,入足少阴肾、足厥阴肝经。搽疥癣,涂杨梅。

轻粉辛冷毒烈,服之筋骨拘挛、齿牙脱落。庸工用治杨梅恶疮,多被其毒,不可入汤丸也。《本草》谓其治痰涎积滞、气臌水胀。良药自多,何为用此?

轻粉即水银、盐、矾升炼而成者,其性燥烈,能耗血亡津,伤筋损骨。

元明粉 味辛、咸,性寒,入手少阴心、手太阴肺经。泻热除烦,扫癥破结²。

元明粉咸寒疏荡,治心肺烦热、伤寒发狂、眼痛鼻衄、宿滞老癖。

元明粉乃朴硝、萝卜、甘草熬炼而成,是方士造作,以为服食却病。之³药泻火伐阳,舍生取死,原非通制,不必用也。

百草霜 味辛,气平,入足厥阴肝经。敛营止血,清热消瘀。

百草霜专止失血,治吐衄便溺,治产漏诸血甚效。

百草霜⁴即灶内烟煤,与釜脐灰同性。

---

1 将士:他本均作"卿相"。

2 扫癥破结:原作"扫磨癥结",据蜀本、集成本、石印本改。

3 之:《玉篇》"是也"。《博雅》:"是,此也。"

4 百草霜:原脱,据蜀本、集成本、石印本补。

玉楸药解卷四

昌邑黄元御坤载著

◎ 果部

龙眼 味甘，微温，入足太阴脾、足厥阴肝经。补脾养血，滋肝生精。

龙眼甘能益脾，润可生精，滋肝木而清风燥，降心火而消热烦，补阴生血而不至滋湿伐阳、伤中败土，至佳之品，胜归地诸药远矣。以有益智之名，《本草》谓其宁神益智。神归于血，智生于神，此亦固有之理也。至于惊悸不寐，根因湿旺胃逆，阳泄不藏。严氏归脾，以为血虚，而用龙眼，则难效矣。

荔枝 味甘，性温，入足太阴脾、足厥阴肝经。暖补脾精，温滋肝血。

荔枝甘温滋润，最益脾肝精血。木[1]中温气，化火生神，人身之至宝。温气亏损，阳败血寒，最宜此味。功与龙眼相同，但血热宜龙眼，血寒宜荔枝。木郁血热，火泄金燔者，食之则龈肿鼻衄，非所当服。

干者味减，不如鲜者，而气质和平，补益无损，不至助火生热，则大胜鲜者。其功生津止渴，悦色益颜，发[2]痘消疮，治肿疔、瘰疬、赘瘤之类。

荔枝[3]核治癫疝囊肿。

甘蔗 味甘，微寒，入足太阴脾、足阳明胃经。泻热除烦。

蔗浆甘寒解酒清肺，故《汉书》有蔗浆折朝酲，王维有大官还有蔗浆寒之语。土燥者最宜，阳衰湿旺者服之亦能寒中下利。《本草》谓其下气止呕，则虽属甘缓，亦颇疏利不壅。与白沙糖性同[4]，功用相仿。

甜瓜 味甘，性寒，入足太阴脾、足阳明胃经。清烦止渴，解暑凉蒸。

甜瓜甘寒疏利，甚清暑热，但泻胃滑肠，阳衰土湿者食之必泄利。生

1　木：原作"之"，据蜀本、集成本、石印本改。

2　发：原作"登"，据蜀本、集成本、石印本改。

3　荔枝：原脱，据蜀本、集成本、石印本补。

4　同：原作"平"，诸本均同，音近之误，据上下文义改。

冷败脾,以此为最。

莲子 味甘,性平,入足太阴脾、足阳明胃、足少阴肾、手阳明大肠经。养中补土,保精敛神。善止遗泄,能住滑溏。

莲子甘平,甚益脾胃,而固涩之性,最宜滑泄之家。遗精便溏,极有良效。

心名**莲薏**,苦寒泻火,治心烦上热之证。阳虚火败,去心用。

藕能活血破瘀,敷金疮折伤。生食清肺止渴,蒸食开胃止泄。

莲蕊固精止血,悦色乌须。

莲房止崩漏诸证。

荷蒂能领诸药直至巅顶。

胡桃 味甘、涩,气平,入足阳明胃、手太阴肺经。宁嗽止喘,利水下食。

胡桃核敛涩滋润,能进饮食,止喘嗽,润肠胃,通淋涩,除崩漏,消痈肿,敷瘰疬,涂疥癣,疗头疮鼻䘌聤耳、便血吞铜[1]、遗精失溺,泽肤润肠,黑须乌发,治腰疼、腹痛、寒疝、红痢、醋[2]心之类,鱼口、便毒、火烧、打损、疔疮之属。

油胡桃[3]治痈肿疥癣,杨梅秃疮,润泽须发。

青皮染髭须白癜。

山楂 味酸、甘,气平,入足太阴脾、足厥阴肝经。消积破结,行血开瘀。

山楂消克磨化,一切宿肉停食、血癥气块皆除。

栗子 味甘、咸,气平,入足太阴脾、足少阴肾经。补中培土,养胃益脾。

《素问·藏气法时论》:脾色黄,食盐、大豆、豕肉、栗、藿皆咸。戊土降于丁火,得离中之阴精;己土升于癸水,得坎中之阳气。故苦则入胃,咸则归脾。栗子咸甘入脾,补中助气,充虚益馁。培土实脾,诸物莫逮,但多食则气滞难消,少啖则气达易克耳。生食治腰腿不遂,生嚼涂筋骨碎断。又

---

1 吞铜:他本均不载。
2 醋:原作"醋",据蜀本改。
3 桃:原作"核",据蜀本、集成本、石印本改。

消肿痛,行瘀血,破痃癖,去恶刺,出箭头,止鼻衄,敛泄利。

风干者佳。

壳止便血。

壳内薄皮,治骨鲠。

橡子 味苦、涩,气平,入足太阴脾、手阳明大肠经。健脾消谷,涩肠止痢。

橡子苦涩收敛,暖胃固肠,消食止泄,治泄利脱肛,断痔瘘失血,磨涂痈疽坚鞕不消。

壳止下痢便血、带下崩中,乌须染发[1],性最敛涩。

荸荠 味甘,微寒,入足太阴脾、足厥阴肝经。下食消谷,止血磨癥。

荸荠甘寒消利,治热烦消[2]渴,化宿谷坚癥,疗噎膈黄疸,解金石蛊毒,医吞铜便血,止下痢崩中。攻坚破聚,是其所长,但寒胃气,脾弱者食之,则脐下结痛。

荸荠[3]即**地栗**,亦名**凫茨**,《尔雅》作**凫茈**。

西瓜 味甘,微寒,入手太阴肺、足太阳膀胱、足阳明胃经。清金除烦,利水通淋。

西瓜甘寒疏利,清金利水,涤胸膈烦躁,泻膀胱热涩,最佳之品。脾胃寒湿,取汁热服。

蒲桃 味甘、酸,微寒,入手太阴肺、足太阳膀胱、足阳明胃经。清金解渴,利水除淋。

蒲桃清金利水,治烦渴热淋,疗胎气冲心。其力未及西瓜,亦佳品也。

蒲桃出自西域。《汉书·西域传》:大宛诸国,富人以蒲桃作酒,藏之数十年不坏。张骞携其种来,中国始生。后人作**葡萄**。

黄橘 味甘、酸,微寒,入手太阴肺经。清金止渴,凉膈除烦。

黄橘酸甘清利,治心肺烦渴。但生冷之性,滋湿败土,聚涎[4]生痰,阳虚湿旺者忌之。

---

1 发:原作"皂",据蜀本、集成本、石印本改。

2 消:原脱,据蜀本、集成本、石印本补。

3 荸荠:原脱,诸本均同,据本书前后文例补。

4 涎:原作"敛",据蜀本、集成本、石印本改。

青皮破滞攻坚,伐肝泻肺,庸工最肯用之。

青梨 味甘、酸,微寒[1],入手太阴肺经。清心凉肺,止渴消痰。

青梨甘寒清利,凉心肺烦热,滋藏府燥渴,洗涤涎痰,疏通郁塞,滋木清风,泻火败毒,治风淫热郁,欲作瘫痪痈疽之病。阴旺土湿者忌之,泻胃滑肠,不可恣食。上热者,取汁温服。点眼病赤肿胬肉。

柿霜 味甘,性凉,入手太阴肺、手少阴心经。清金止渴,化痰宁嗽。

柿霜清心肺烦热,生津解渴,善治痰嗽,消咽喉口舌诸疮肿痛。

干柿饼清肺涩肠,消痰止渴,治吐血淋血、痔瘘肠癖、肺痿心热、咳嗽喑哑。

枇杷 味酸、甘,气平,入手太阴肺经。润肠解渴,止呕降逆。

枇杷酸收降利,治肺胃冲逆,呕哕烦渴。

枇杷叶能清金下气[2],宁嗽止吐。清凉泻肺,治标之品。

去毛,蜜炙,止嗽最善[3]。

杨梅 味酸、甘,微温,入手太阴肺经。除痰止呕,解渴断痢。

杨梅酸涩降敛,治心肺烦郁,止呕食吐酒,疗痢疾损伤,止血衄。

核仁能治脚气。

杨梅生瘴疠之乡,其味酸甘,多食损齿伤筋。惟桑土[4]者不酸。林邑[5]生者,实如杯盎[6],青时极酸,熟则如蜜。酿酒号梅香酽[7],土人珍重之。

橄榄 味酸、涩,气平,入手太阴肺经。生津止渴,下气除烦。

橄榄酸涩收敛,能降逆气,开胃口,生津液,止烦渴,消酒醒,化鱼鲠,收泄利,疗咽喉肿痛,解鱼鳖诸毒,平唇裂牙疳。果与木核皆灵。

核治癫疝。

---

1 微寒:原脱,据蜀本、下文"青梨甘寒"补。

2 枇杷叶能清金下气:原作"叶能治金下气",据蜀本、集成本、石印本改。

3 止嗽最善:原作"止嗽兼止呕",据蜀本、集成本、石印本改。

4 桑土:适宜植桑之土壤。《尚书·夏书·禹贡》:"桑土既蚕。"

5 林邑:南海古国名。秦为林邑,晋、隋称林邑国,五代、后周称占城。

6 盎:大腹敛口之盆。《急就篇》:"甀缶盆盎瓮罃壶。"颜师古注:"缶盆盎一类耳。缶即盎也,大腹而敛口。"

7 酽(yàn 验):味浓之酒。《栾城集·次韵子瞻招隐亭》诗:"送雪村酤酽,迎阳鸟咔新。"

林檎　味酸、涩,气平,入手太阴肺经。生津解渴,下气消痰。

林檎酸涩收敛,治肺热消渴,疗滑肠泄利。

金枣　味酸、甘,微凉,入手太阴肺经。下气宽胸,解醒止渴。

金枣酸凉清肺,降胸膈逆气,治上热烦渴。

金枣亦名橘,似橘,小而皮光,大如胡桃,夏青冬黄,在树至三五年。树高数尺,霜雪不凋。实随年长,形如鸡卵,岁青黄如初年也。

银杏　味苦、甘、性涩,气平,入手太阴肺经。降痰下气,宁嗽止喘。

银杏苦涩敛肺,降痰涎,止喘嗽,缩小便,除白浊,收带下。更[1]去髓疱,平手足皱裂,疗头面癣疥,杀虫去虱[2]皆效。

银杏即**白果**,熟食益人。

叶辟诸虫。

芡实　味甘,性涩,入手太阴肺、足少阴肾经。止遗精,收带下。

芡实固涩滑泄,治遗[3]精失溺、白浊带下之病。

石榴皮　味酸,性涩,入手阳明大肠、足厥阴肝经。敛肠固肾,涩精止血。

石榴皮酸涩收敛,治下痢遗精、脱肛便血、崩中带下之病,点眼止泪,涂疮拔毒。

木瓜　味酸,性涩,微寒,入手太阴肺、足厥阴肝经。敛肠止泄,逐湿舒筋。

木瓜酸敛收涩,能敛肺固肠,燥土泻肝,治霍乱吐利、腹痛转筋,疗脚气,治中风筋挛骨痛。其主治诸病,总皆寒湿之邪,但用木瓜,终难成效。《本草》谓其性温,止泄而搪积。

瓜汁寒脾,冷饮立生泄利。虽能泻肝止痛,而土虚木贼,最忌酸收。功止[4]治标,未能无弊,何如苓、桂、姜、甘温燥之品,效大而力捷也。

木瓜[5]鲜者,糖饯,敛肺止渴。

1　更:他本均作"根"。

2　虱:原作"风",据蜀本、集成本、石印本改。

3　遗:原作"泄",据蜀本、集成本、石印本改。

4　止:仅也。《庄子·天运》:"止可以一宿而不可久处。"

5　木瓜:原脱,据蜀本、集成本、石印本补。

棠梨　味酸,性涩,微寒,入手太阴肺、足厥阴肝经。收肠敛肺,止泄除呕。

棠梨酸涩,功同木瓜,治霍乱吐泻、腹痛转筋。烧食止泄痢。

香橼　味苦、酸,微凉,入手太阴肺经。清金下气,止嗽除痰。

香橼长于行气[1]。

香橙　味酸,入手太阴肺经。宽胸利气,解酒消瘿。

香橙善降逆气,止恶呕,消瘰疬瘿瘤。

◎　**附谷菜部**

芝麻　味甘,气平,入足厥阴肝、手阳明大肠经。润肺开闭。

芝麻补益精液,滋[2]润肝肠,治大便结塞,清风荣木,养血舒筋,疗语塞步迟、皮燥发枯、髓涸肉减、乳少经阻诸证。医一切疮疡,败毒消肿,生肌长肉。杀虫,生秃发,滑产催衣皆善。

扁豆　味甘,气平[3],入足太阴脾、手阳明大肠经。培中养胃,住泄止呕。

扁豆性甘平敛涩,补土治泄,亦良善之品也。

用白者佳。

瓠芦　味甘,气平,性滑,入手太阴肺、足太阳膀胱经。清金润燥,利水泻湿。

瓠芦清金利水,治心肺[4]烦热、溲溺淋涩、胀满黄肿之证。鲜者作羹,甘滑清利。亚腰者,连子烧研,饮送,每服一枚,水胀腹满,十余日消。

亦作**葫芦**。

瓠芦甘寒泻水,排停痰宿饮,消水肿黄疸。煮汁渍阴,能通小便。煎汤滴鼻,即出黄水。疗鼻塞牙疼,去胬肉老翳,治痈疽痔瘘、疥癣癫痫。点鼻肉,吹耳脓,吐蛊毒,下死胎。灸下部悬痈,能吐能泄。

冬瓜　味酸、甘,微寒,入手太阴肺、足太阳膀胱经。清金止渴,利水消胀。

---

1 香橼长于行气:诸本均同,其下缺治证,据本书前后文例,疑有脱文。

2 滋:原脱,据蜀本、集成本、石印本补。

3 气平:原脱,据蜀本、集成本、石印本及下文"扁豆性甘平"补。

4 肺:原脱,据蜀本、集成本、石印本补。

冬瓜清金利水，治消渴水胀、泄痢淋涩，痈疽痔瘘皆医，解食中毒，洗头面。

冬瓜去皮，切片，酒水煮烂，去渣熬浓，器收，每夜涂面，变黑为白，光泽异前。

白芥子 味辛，气温，入手太阴肺经。破壅豁痰，止喘宁嗽。

白芥子辛温利气，扫寒痰冷涎，破胸膈支满，治咳逆喘促，开胃止痛，消肿辟恶皆良。

莱菔子 味辛，气平，入手太阴肺经。下气止喘，化痰破郁。

莱菔子辛烈疏利，善化痰饮，最止喘嗽，破郁止痛，利气消谷。生研，吐老痰。

韭子 味辛，性温，入足少阴肾、足厥阴肝经。秘精敛血，暖膝强腰。

韭子温补肾肝，治白淫赤带、腰膝软弱、宗筋下痿、精液常流。

韭菜汁治吐衄便溺诸血，行打扑损伤诸瘀，疗女子经脉逆行，止胸膈刺痛如锥，消散胃脘瘀血。

玉楸药解卷五

昌邑黄元御坤载著

◎ **禽兽部**

牛肉 味甘,性平,入足太阴脾、足厥阴肝经。补中培土,养血荣筋。

《素问》:肝色青,宜食甘,粳米、牛肉、枣、葵皆甘。牛肉补益脾肝,滋养血肉,壮筋强[1]骨,治腰膝软弱、消渴癖积,涂牛皮风癣。

水牛肉性寒[2],兼消水肿,利小便。

牛乳清肺润肠,退热止渴,疗黄疸。

牛髓补精添力,续绝补伤。

牛脑润皴裂,清癖积。

牛胆套南星,治惊化痰。

牛角䚡通经破瘀,止血泄痢。

牛涎治反胃噎膈。

牛溺治水肿尿癃。

牛黄治惊狂风热。

败鼓皮治蛊毒淋漓。

马勃治咽喉痹痛,久失声,骨鲠吐衄。马勃亦名**牛屎菰**。

马肉 味辛、苦,性寒,入足阳明胃、手太阴肺经。清金下气,壮骨强筋。

马肉辛冷,无补益。

骏马肉有毒,醇酒、杏、芦、菔汁解。

马肝有毒。《汉书》:文成食马肝死。景帝曰:食肉不食马肝。马肝大毒,入疮则死。栗杵灰汁浸洗,白沫出,解。

---

1 强:原脱,据蜀本、集成本、石印本补。
2 寒:原脱,据蜀本、集成本、石印本补。

白马溺治积聚癥瘕。祖台之《志怪[1]》载治鳖瘕事。

山羊血　味咸、甘,气平,入足厥阴肝经。最行瘀血,绝止疼痛。

山羊血治瘀血作痛,疗跌[2]扑损伤甚捷。

犀角　味苦、酸,性寒,入足厥阴肝、足少阳胆、手少阴心经。泻火除烦,解毒止血。

犀角寒凉泻火,治胸膈热烦、口鼻吐衄、瘟疫营热发斑、伤寒血瘀作狂,消痈疽肿痛,解饮食药饵、山水瘴疠诸毒。

凡劳伤吐衄之证,虽有上热,而其中下两焦,则是寒湿,当与温中燥土之药并用。庸工犀角地黄一方,犀角可也,地黄泻火败土,滋湿伐阳,则大不可矣。

羚羊角　味苦、咸,微寒,入足厥阴肝经。清风明目,泻热舒筋。

羚羊角清散肝火,治心神惊悸、筋脉挛缩,去翳明目;破瘀行血,消瘰疬毒肿、山水瘴疠;平肝,治胀满,除腹胁疼痛。

青羊肝　味苦,微寒,入足厥阴肝经。清肝退热,明目去翳。

青羊肝苦寒,清肝胆风热,治眼病红肿翳膜、昏花丧明,疗牙疳痢疾。

青羊胆治青盲白翳,红瘀赤障,便秘肠结,黯疱痔疮。

白羊乳润肺止渴,治口疮舌肿、心痛肠燥。蜘蛛咬伤,蚰蜒入耳,灌之即化成水。

白狗胆　味苦,性寒,入足少阳胆、足厥阴肝经。明目退赤,破瘀消积。

白狗胆苦寒,清肝胆风热,治眼痛鼻痛、鼻衄耳聤,杀虫化积,止痛破血。凡刀箭损伤,及腹胁瘀血瘀痛,热酒服半枚,瘀血尽下。兼敷一切恶疮。

白狗乳点久年青盲,于目未开时点,目开而瘥。涂赤秃发落,拔白生黑。

白狗血治癫疾。

黑狗血治难产横生,鬼魅侵凌。

狗宝温胃降逆,止噎纳谷,疗痈疽疔毒。

狗阴茎壮阳起痿,除女子带下阴痒。

獭肝　味甘,微温,入足厥阴肝经。补虚益损,止嗽下冲。

1　志怪:书名。记述怪异之事。《晋书·祖台之传》:"撰《志怪》书行于世。"

2　跌:原脱,据蜀本、集成本、石印本补。

獭肝温中降逆,治虚劳咳嗽上气、痔瘘下血、鬼魅侵侮之证。

五灵脂 味辛,微温,入足厥阴肝经。开闭止痛磨坚。

五灵脂最破瘀血,善止疼痛,凡经产跌打诸瘀、心腹胁肋诸痛皆疗。又能止血,凡吐衄崩漏诸血皆收。生用行血,熟用止血。

夜明砂 味淡,气平,入足厥阴肝经。消积聚,去翳障。

蝙蝠屎名夜明砂,能磨翳明目,消肿破积,止痛除惊,去黑黡,下死胎,疗瘰疬,治马扑肿痛。

月明砂 味淡,气平,入足厥阴肝经。去翳障,疗痔瘘。

兔屎名月明砂,能明目去翳,消痔杀虫。庸工习用不效,季明[1]又言其能治虚劳夜热,更荒诞!

鸡内金 味甘,气平,入手阳明大肠、足厥阴肝经。止痢敛血,利水秘精。

鸡内金扶中燥土,治泄痢崩带、尿血便红、喉痹乳蛾、口疮牙疳、失溺遗精、酒积食宿、胃反膈噎,并消痈疽发背。

鹰屎白 味淡,微寒,入手太阴肺、足厥阴肝经。消积灭痕,化鞭退疱。

鹰屎白灭打伤瘢痕,消头面黯黵,化癖积骨鲠。

鹿茸 味辛,微温,入足少阴肾、足厥阴肝经。生精补血,健骨强筋。

鹿茸补益肾肝,生精补血,最壮筋骨,治阳痿精滑、鬼交梦泄、崩漏带浊、腰疼膝软、目眩耳聋诸证。

酥炙用,研碎,酒煮,去渣,熬浓,重汤煮成膏,最佳。

鹿角胶 味辛、咸,微温,入足少阴肾、足厥阴肝经。补肾益肝,敛精止血。

鹿角胶温补肝肾,滋益精血,治阳痿精滑、鬼交梦遗、吐衄崩带、腰疼膝痛、疮疡毒肿、跌打损伤,宜子安胎,补虚回损。功效极多,但性滞不宜脾胃,中焦郁满者,切忌服之。

蛤粉炒,研用。

生研酒服,行瘀血肿毒,涂抹亦良。

炼霜熬膏,专补不行。胶霜功同,而霜不胶黏,似胜。

雀卵 味咸,性温,入足少阴肾、足厥阴肝经。壮阳起痿,暖血温精。

---

1 季明:宋代张杲,字季明,著有《医说》。

雀卵温补肝肾精血,治男子阳痿、女子带下、精寒血枯、固瘕癥疝之证。《素问》:治女子血枯,月事衰少不来,用乌鲗骨、蔄茹,丸以雀卵。

雄雀屎名**白丁香**,能点翳膜胬肉,消积聚癥瘕,敷痈疽溃顶[1],吹喉开[2]痹。

虎骨 味辛、咸,气平,入足少阴肾经。疗关节气冷,治膝胫肿痛。

虎骨逐痹通关,强筋健骨,平历节肿痛,愈腰膝痿软,诸兽骨鲠、恶犬咬伤、痔瘘脱肛俱效。胫骨良。

酥炙,研用。熬膏佳。

手病用前腿骨,足病用后腿骨。左病用右,右病用左。

象皮 味咸,气平,入足太阳膀胱经。合疮口,生肌肤。

象皮治金疮不合,一切疮疡,收口生肌俱捷。

烧灰存性,研细用。

象牙治诸刺入肉、伤喉,敷饮皆效。

熊胆 味苦,性寒,入手少阴心、足少阳胆、足厥阴肝经。清心泻热,去翳杀虫。

熊胆苦寒,清君相二火,泻肝明目,去翳杀虫,宁魂止惊,治牙疳鼻䘌、耳疮痔瘘之属。

鼠胆 味苦,性寒,入手少阴心、足少阳胆、足厥阴肝经。点目昏,滴耳聋。

鼠胆涂箭镞不出,聍耳汁流。

鼠粪名**两头尖**,治伤寒劳复、男子阴易,通室[3]女子红闭,收产妇阴脱,疗痈疽乳吹、犬咬鼠瘘。日华子[4]谓其明目,然误入食中,令人目黄成疸,亦非明目之品。

燕子窠 味辛,气平,入手少阴心经。消恶疮,败肿毒。

胡燕窠土消肿解毒,治疥疮浸淫,黄水白秃,一切恶疮,涂洗皆效。

---

1 敷痈疽溃顶:其上原衍"点"字,据蜀本、集成本、石印本删。
2 开:原作"闲(閒)"(开的繁体为開),形近之误,据蜀本、集成本、石印本改。
3 室:他本均不载。
4 日华子:唐代药学家,姓大,名明,四明(浙江宁波)人。著有《大明本草》,亦称《日华子诸家本草》,已佚。其文散见于《本草纲目》中。

玉楸药解卷六

昌邑黄元御坤载著

◎ **鳞介鱼虫部**

腽肭脐即**海狗肾** 味咸,性热,入足少阴肾、足厥阴肝经。补精暖血,起痿壮阳。

腽肭脐温暖肝肾,治宗筋痿弱、精冷血寒,破坚癥老血,治鬼交梦遗,健膝强腰,补虚益损,洗阴痒生疮。

海马 味甘,性温,入足少阴肾、足厥阴肝经。暖水壮阳,滑胎消癥。

海马温暖肝肾,起痿壮阳,破癥块,消疔肿,平痈疽,催胎产。

龟板 味咸,性寒,入足少阴肾经。泻火滋阴,寒胃滑肠。

龟板咸寒泻火,败脾伤胃,久服胃冷肠滑,无有不死。朱丹溪以下庸工,作补阴之方,用龟板、地黄、知母、黄檗,治内伤虚劳之证,铲灭阳根,脱泄生气。俗子狂夫,广以龟、鹿诸药,祸流千载,毒遍九州,深可痛恨也!

烧研,敷、饮,治诸痈肿疡甚灵。

桑螵蛸 味咸,气平,入足少阴肾、足太阳膀胱、足厥阴肝经。起痿壮阳,回精失溺。

桑螵蛸温暖肝肾,疏通膀胱,治遗精失溺、经闭阳痿、带浊淋漓、耳痛喉痹、瘕疝骨鲠之类皆效。

炮,研细用。

绿蜻蜓 味咸,微温,入足少阴肾、足厥阴肝经。强筋壮阳,暖水秘精。

绿蜻蜓温暖肝肾,治阳痿精滑。

近时房中药,多用红色者。

桑虫 味苦,气平,入手少阴心、足厥阴肝经。止崩,除带,消胀。

桑虫行瘀破滞,治口疮目翳、崩中带下。庸工以起小儿痘疮塌陷,不通之至!

蜗牛 味咸,性寒,入足太阳膀胱、足厥阴肝经。利水泻火,消肿败毒。

蜗牛去湿清热,治痔瘘瘰疬、发背脱肛、耳聋鼻衄、喉痹腮肿、目翳面疮,解蜈蚣、蚰蜒、蜂、蝎诸毒。

生捣,烧研,涂敷皆良。

蚯蚓土 味咸,微寒,入手少阴心经。除湿热,消肿毒。

蚯蚓土清热消肿,敷乳吹卵肿,聤耳疿腮,一切肿毒,少腹小便胀闭。

原蚕蛾 味咸,性温,入足少阴肾、足厥阴肝经。暖肾壮阳,固精敛血。

原蚕蛾温暖肝肾,大壮阳事,治遗精溺血,疗金疮,灭瘢痕,止白浊。

蝼蛄 味咸,性寒,入足太阳膀胱经。利水消肿,开癃除淋。

蝼蛄咸寒,清利膀胱湿热,消水病胀满、小便淋沥,下胎衣,平瘰疬,出针刺,拔箭镞。腰前甚涩,能止大小便;腰后甚利,能利大小便。

研细,吹鼻中,即出黄水;管吹茎内,立开小便,功力甚捷。

螺蛳 味甘,性寒,入足太阳膀胱经。清金止浊,利水泻热。

螺蛳清金利水,泻湿除热,治水胀满,疗脚气黄疸、淋沥消渴、疥癣瘰疬、眼病脱肛、痔瘘痢疾、一切疔肿之证。煮汁,疗热醒酒[1]。

水田、江湖、溪涧诸螺,性同,敷饮皆效。

黄蜡 味淡,气平,入手太阴肺、足厥阴肝经。敛血止痢,接骨续筋。

黄蜡凝聚收涩,治泄痢便脓、胎动下血、跌打金刃、汤火蛇咬、冻裂、一切诸疮。愈破风。

白蜡 味淡,气平,入手太阴肺、足厥阴肝经。止血生肌,补伤续绝。

白蜡坚凝敛聚,能消肿止痛,长肉合疮,接筋续骨,外科要品也。

白蜡即黄蜡之殊色者,此是蜡树虫吐白如胡粉也。

真珠 味甘、咸,微凉,入手太阴肺、足厥阴肝经。明目去翳,安魂定魄。

真珠凉肺清肝,磨翳障,去惊悸,除遗精白浊,下死胎胞衣,涂面益色,敷疔拔毒,止渴除烦,滑胎催生。

石决明 味咸,气寒,入手太阴肺、足太阳膀胱经。清金利水,磨翳止淋。

石决明清肺开郁,磨翳消障,治雀目夜昏、青盲书暗,泻膀胱湿热、小便淋漓,服点并用。但须精解病源,新制良方,用之乃效。若庸工妄作眼科诸方,则终身不灵,久成大害,万不可服。

面煨,去粗皮,研细,水飞。

---

1 煮汁,疗热醒酒:原脱,据蜀本、集成本、石印本补。

蝉蜕 味辛,气平,入手太阴肺经。发表驱风,退翳消肿。

蝉蜕轻浮发散,专治皮毛,退翳膜,消肿毒。治大人失音、小儿夜啼,取其昼鸣夜息之意。

庸工以治大人头风眩晕、小儿痘疮痒塌,则不通矣。眩晕不缘风邪,痒塌全因卫陷,此岂蝉蜕所能治也!又治惊痫噤风,亦殊未然。

蛇蜕 味咸,气平,入手太阴肺经。发表驱风,退翳败毒。

蛇蜕发散皮毛,治疮疡毒肿。至于退翳膜,止惊痫,则非蛇蜕、蝉蜕所能奏效。庸工往往不解病源,而但用表散之品,可见庸陋极矣。

蛤蚧 味咸,气平,入手太阴肺、足太阳膀胱、足少阴肾、足厥阴肝经。敛血止嗽,利水助阳。

蛤蚧收降肺气,疏通水府,治喘嗽吐血、消渴癃淋,通经行血,起痿壮阳[1],及虚劳羸弱之病。去头眼鳞爪,酒浸,酥炙黄,研细。口含少许驰百步不喘,止喘宁嗽,功力甚捷。其毒在头足,其力在尾。如虫蛀其尾者,不足用。

蜥蜴 味咸,性寒,入手太阴肺、足太阳膀胱、足少阴肾、足厥阴肝经。消癫通淋,破水积,治瘘疮。

蜥蜴[2]亦名**石龙子**,能吐雹祈雨,故善通水道。

酥炙,研细用。

蟾酥 味辛,微温,入手太阴肺、足少阴肾经。涩精助阳,败毒消肿。

蟾酥,研,涂磨囟顶,治精滑梦遗;磨点疮头,治疔毒痈肿;摩腰暖肾,揩牙止痛。辛烈殊常,入钵擂研,气冲鼻孔,喷[3]嚏不止,沾唇麻辣,何能当者。外科家因作小丸服,甚非良善之法也。

五倍子 味酸,气平,入手太阴肺、手阳明大肠经。收肺除咳,敛肠止利。

五倍子酸收入肺,敛肠坠[4],缩肛脱,消肿毒,平咳逆,断滑泄,化顽痰,止失红,敛溃疮,搽口疮,吹喉痹,固盗汗,止遗精,治一切肿毒痔瘘、疥癫

---

1 壮阳:原脱,据蜀本、集成本、石印本补。
2 蜥蜴:原脱,诸本均同,据本书前后文例补。
3 喷:原脱,据蜀本、集成本、石印本补。
4 酸收入肺,敛肠坠:原作"收敛肺肠坠",据蜀本、集成本、石印本改。

金疮之类。

五倍酿法名百药煎，与五倍同功。

蛤粉 味咸,性寒,入手太阴肺、足太阳膀胱经。清金利水,化痰止嗽。

蛤粉咸寒清利,凉金退热,利水泻湿,治咳嗽气逆、胸满痰阻、水胀溺癃、崩中带下、瘿瘤积聚。

煅研用[1]。

全蝎 味辛,气平,入足厥阴肝经。穿筋透节,逐湿除风。

全蝎燥湿驱风,治中风㖞斜瘫痪、小儿惊搐、女子带下诸证。此亦庸工习用之物。诸如此种,大方之家,概不取也。

僵蚕 味辛、咸,气平,入足厥阴肝经。活[2]络通经,驱风开痹。

僵蚕驱逐风邪,治中风不语、头痛胸痹、口噤牙痛、隐疹风瘙、瘰疬疔毒、黚斑粉刺、痔瘘金疮、崩中便血,治男子阴痒、小儿惊风诸证。此庸工习用之物。风邪外袭,宜发其表,风燥[3]内动,宜滋其肝,表里不治,但事驱风,欲使之愈,复何益也! 愈驱愈盛,不通之极矣。

僵蚕烧研酒服,能溃痈破顶,又治血淋崩中。

蚕脱纸烧研,治吐衄便溺诸血、小儿淋漓、诸疮肿痛。

白花蛇 味咸,微温,入足厥阴肝经。通关透节,泻湿驱风。

白花蛇穿经透骨,开痹搜风,治鼻口㖞斜、手足瘫[4]痪、骨节疼痛、肌肤麻痒、疥癞风癫之证。

中风病因木郁风动,血燥筋枯,外风虚邪表闭,筋缩四肢而成。而木郁之由,全缘水寒土湿,生发不遂。白花蛇外达筋脉,则益其枯燥,内行藏府,不能去其湿寒,非善品也。庸工习用诸方,标本皆背,无益于病而徒杀生灵,甚无益也。读柳子厚[5]《捕蛇》之篇[6],至可伤矣。

乌梢蛇 味咸,气平,入足厥阴肝经。起风瘫,除疥疬。

乌梢蛇穿筋透络,逐痹驱风,治中风麻痹、疥疬瘙痒,与白花蛇同。

---

1 用:原脱,据蜀本、集成本、石印本补。

2 活:原作"滑",据蜀本、集成本、石印本改。

3 燥:原作"湿",据蜀本改。

4 瘫:原作"痛",据蜀本、集成本、石印本改。

5 柳子厚:唐代柳宗元,字子厚。

6《捕蛇》之篇:指柳宗元所撰《捕蛇者说》。

风癫因风伤卫气,卫敛营郁,营热外发。红点透露则为疹。红点不透,隐于皮里,是为隐疹;隐而不发,血热瘀蒸,久而肌肤溃烂,则成痂癞。仲景有论及之,而后世不解,用搜风之物,枉害生灵,无补于病。诸如此类,概不足取也。

斑蝥　味辛,微寒,入足厥阴肝经。消肿败毒,利水通淋。

斑蝥辛寒毒烈,坠胎破积,追毒利水,止瘰疬疥癣、痈疽瘢疝,下蛊毒,开癃淋,点疣痣,消瘰瘤,解疯狗伤。

斑蝥、糯米同炒,去斑蝥,用米,研细,清油少许,冷水调服,治疯狗伤,小便利下毒物而瘥。利后腹痛,冷水青靛解之。瘰疬,每服一枚,不过七枚,毒从小便出,如粉片血块而瘥。毒下小便痛沥不堪,宜滑石、灯心等,引之使下。

蜈蚣　味辛,微温,入足厥阴肝经。坠胎破积,拔脓消肿。

蜈蚣辛温毒悍,能化癥消积杀虫,解毒蛊,治瘰疬痔瘘、秃疮便毒,疗蛇瘕蛇咬、虫瘴蛇蛊。庸工以治惊痫抽搐、脐风口噤。

青鱼胆　味苦,性寒,入足厥阴肝经。明目去翳,消肿退热。

青鱼胆苦寒,泻肝胆风热,治眼病赤肿翳障、呕吐喉痹涎痰,化鱼骨哽噎,平一切恶疮。

乌鲗鱼　味咸,气平,入足厥阴肝经。行瘀止血,磨障消癥。

乌鲗鱼骨善能敛新血而破瘀血,《素问》治女子血枯,先唾血,四肢清,目眩,时时前后血[1],以乌鲗鱼骨、藘茹为末,丸以雀卵。血枯必由夫血脱,血脱之原,缘瘀滞不流,经脉莫容。乌贼骨行瘀固脱,兼擅其长,故能著奇功。其诸治效,止吐衄崩带,磨翳障癥瘕,疗跌打汤火、泪眼雀目、重舌鹅口、喉痹耳聤,缩瘿消肿,拔疔败毒,敛疮燥脓,化鲠止蚼,收阴囊湿痒,除小便血淋。

鲮甲　味辛、咸,气平,入足阳明胃、足厥阴肝经。穿经透络,洞骨达筋。

鲮甲善穿通走窜,透坚破结,开经络关节痹塞不通,通经脉,下乳汁,透筋骨,逐风湿[2],止疼痛,除麻痹,消肿毒,排脓血,疗痈疽痔瘘、瘰疬疥

1　时时前后血:原作"之前便血",据《素问·腹中论》、蜀本、集成本、石印本改。
2　湿:原脱,据蜀本、集成本、石印本补。

180

癣、奶吹[1]乳岩、阴痿便毒、聤耳火眼、蚁瘘鼠疮。至于瘫痪喎斜,缓急拘挛,未必能也。而引达木荣筋之药,斩关深入,直透拳曲拘挛之处,则莫过于此。病在上下左右,依其方位,取甲炒焦,研细用[2]。

亦名**穿山甲**。

鲤鱼 味甘,性温,入足太阴脾、手太阴肺、足太阳膀胱经。降气止咳,利水消胀。

鲤鱼利水下气,治咳嗽喘促、水肿黄疸、冷气寒痕、泄利反胃、胎动乳闭。烧灰醋和,敷一切肿毒。常食鼻口发热,助肺火。

鲫鱼 味甘,性温,入足太阴脾、足太阳膀胱、足厥阴肝经。补土培中,利水败毒。

鲫鱼补土益脾,温中开胃,治消渴水肿、下利便血、噎膈反胃、骨疽肠痈、疳痔秃疮,涂久年诸疮不差。

---

1 奶吹:他本均作"乳吹"。

2 用:原脱,诸本均同,据上下文义补。

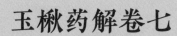

玉楸药解卷七

昌邑黄元御坤载著

◎ **人部**

胎衣 味咸,气平,入足厥阴肝经。补虚伤,益气血。

胎衣治男女虚劳,说起丹溪。胎妊化生,赖夫精气,不关衣胞。成人胎衣枯槁,精气无存,此珠玉之蚌璞,无用者耳。而下士庸工,以此治虚劳,愚矣。其所妄作,河车大造诸丸,用地黄、黄檗、龟板、天冬,泻火伐阳,辞人近鬼,祸世戕生,毒虐千古!痛念死者,此恨无终也。

人中白 味咸,性寒,入手少阴心、足太阳膀胱经。清心泻火,凉血止衄。

人中白咸寒泻火,治鼻衄口疮、牙疳喉痹之证。即人溺澄清,白浊下凝者。庸工以法晒炼,而为秋石,妄作各种丹丸,泻火伐阳,以夭人命,甚可恶也!

人中黄 性寒,入手少阴心、足少阳胆经。清瘟疫,止热狂。

人中黄寒凉泻火,治温热诞狂。即粪清也,名黄龙汤,乃庸工习用之物,甚不足取。

乳汁 味甘,性凉,入手太阴肺、足太阴脾、足厥阴肝经。清肺除烦,滋肝润燥。

乳汁以肝血[1]化于肺气,即朱汞变为白金,养育婴儿,滋生气血,全赖夫此。内伤虚劳,为小儿热吮,极佳,非寻常草木所能及也。一离人身,温气稍减,但存冷汁,其[2]质寒滑滋润,绝无补益。血得气化,温变为肃,暖服不热,冷饮则凉,润肺滋肝,是其长耳,抑阴扶阳,非所能也。

至乳酥、奶酪之类,冷食寒饮,极损中气。惟塞外、西方之民,脾胃温燥,乃为相宜。阳亏土湿,切当远之。噎膈湿旺之病,朱丹溪以为燥证,而用奶酪,湿滋土败,其死更速。点眼病甚良,解食牛中毒。

---

1 血:原脱,据蜀本、集成本、石印本补。

2 其:原脱,据蜀本、集成本、石印本补。

玉楸药解卷八

昌邑黄元御坤载著

◎ **杂类部**

紫梢花 味甘,性温,入足少阴肾、足厥阴肝经。起痿壮阳,暖肾秘精。

紫梢花温暖肝肾,强筋起痿,治遗精、白浊、阴痒、囊湿、冷带之证。

玉簪根 味辛,性寒,入足少阴肾经。化骨落牙,断产消痈。

玉簪[1]根辛寒透骨,能落牙齿,化骨鲠,绝胎妊,散肿毒,研涂一切痈肿。作汤不可着牙,最能损齿。

凤仙子 味苦,微温,入足少阴肾经。软坚化骨,消癖落牙。

凤仙子其性最急,能化骨鲠,落牙齿,催生产,消癖块。与玉簪根性略同,而迅烈过之。

作油,以少许滴蟹上,其壳立碎,崩落釜中。

锦地罗 味苦,气平,入手少阴心经。消肿解毒,兼解瘴疠。

锦地罗治瘴气疠毒,一切饮食诸毒。

生研,酒服、涂抹皆效。

墓田回 气平,入足少阴肾经。除崩止带,敛血秘精。

墓田回治[2]崩中带下,收敛疏泄。

苋实 味甘,性寒,入手阳明大肠、足太阳膀胱、足厥阴肝经。去翳明目,杀蛔[3]清风。

苋实清利肝肺,治青盲翳目、白翳黑花,疏木杀虫,滑肠利水,通利大小二便。

经水 味咸,气平,入手太阴肺、足太阴脾、足厥阴肝经。退疸去黄,止血消肿。

---

1 玉簪:原衍"花"字,据蜀本、集成本,石印本删。

2 治:原脱,据蜀本、集成本、石印本补。

3 蛔:原作"疣",诸本均同,据下文"疏木杀虫"改。

经水清热去湿,治热病劳复、女劳黄疸、痈疽湿痒[1],疗虎狼药箭诸伤。俗子以为红铅,制炼服饵,愚谬不通!

鸡冠 味苦,微凉,入足厥阴肝经。清风退热,止衄敛营。

鸡冠花止九窍失血,吐血、崩漏、淋痢诸血皆止,并治带淋之证。

花与子同功。

粟壳 味咸,性涩,微寒,入手太阴肺、手阳明大肠经。收肺敛肠,止咳断利。

罂粟壳酸涩收敛,治咳嗽泄利、肺逆肠滑之病。初病忌服。当与行郁泻湿之药并用乃可。并治遗精。

鸦片烟 味酸、涩,微温,入手阳明大肠、足少阴肾经。敛肠止泄,保肾秘精。

鸦片烟收涩敛固,治泄痢脱肛,精滑梦遗。《本草》谓鸦片即罂粟未开,针刺青苞,津出刮收,阴干而成,**名阿芙蓉**。今洋船至关,多带此物。关中无赖之徒,以及不肖子弟,官宦长随,优伶倡妓[2],以为服之添筋力,长精神,御淫女,抱娈童,十倍寻常。但寿命不永,难逃五年。此烟非延年养生之品,断宜戒之!

---

1 湿痒:原脱,据蜀本、集成本、石印本、上文"清热去湿"补。
2 倡妓:即娼妓。倡,通"娼"。

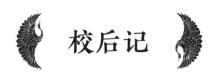

校后记

先师黄元御,名玉路,字元御,一字坤载,号研农,别号玉楸子,山东省昌邑县黄家辛郭人,明朝光禄大夫少保兼户部尚书黄福忠宣公十一世孙。生于清康熙四十四年乙酉(1705)九月,卒于乾隆二十三年戊寅(1758)九月,享年53岁。

先师"聪明过人,甫成童为诸生","博极群书,尤邃于《易》,诸子百家,靡不精熟",自谓"涤虑玄览,游思圹埌,空明研悟,自负古今无双","世推为国器"。"常欲奋志青云,以功名高天下。"惜于盛壮之年[雍正十二年甲寅(1734)],偶患目疾,误药粗工,致使左目失明。

清代科制,五官不正,均不仕禄。先师迫于情势,遂弃举子业,而专致于岐黄之术。立志曰:"不能为名相济世,亦当为名医济人。"自此"抱杜钦、褚照之痛……上溯岐黄,伏读《灵》《素》,识其梗概,乃悟医源",进而"考镜灵兰之秘,诋读仲景《伤寒》",以其超人之天资,渊博之学识,探赜索奥,烛微察隐,致"幽理玄言,往来络绎"。未几,即医名大盛。

乾隆十五年庚午(1750),先师"北游帝城,考授御医"。以其精湛的医术,博得乾隆帝青睐,亲题"妙悟岐黄"四字匾额,悬挂太医院门首,以示褒奖。"辛未[乾隆十六年辛未(1751)]二月","纯皇帝(乾隆帝)南巡",先师"随驾武林(今杭州市),著方调药皆神效"。先师是谢世于太医任上,还是晚年告老还乡,殁于故里,现尚无资料可证。然其《伤寒说意·自序》谓:"甲戌[乾隆十九年甲戌(1754)]正月,久宦京华",可见其起码是自庚午至甲戌,系在太医任上。

先师于溯委穷源、融会贯通医理之际,精研博采,积累汇总有成之时,在诊务繁忙,"不频假以萧闲之日"的情况下,"研田为农,管城作君,流连尺素,爱惜分阴",撰著立言。于乾隆十三年戊辰(1748)撰成《伤寒悬解》《金匮悬解》。召为御医后,虽倍受清高宗恩宠,然先师不矜"帝眷之隆",继续撰著。至乾隆二十一年丙子(1756)撰成《周易悬象》,时仅九年,其著述见于文献记载者,已达十四部之多,百万余言,洋洋大观,自成一家,实属难能可贵!无怪乎吴去疾氏著文,对先师"勤求古训,极深研几,至老而不倦"的治学精神,大加称赞。

先师之著述,医著12部、《周易悬象》1部、《道德经悬解》1部。医著之名目、卷数、成书年代如下:《伤寒悬解》14卷、《金匮悬解》22卷,成书于乾隆十三年戊辰(1748);《四圣心源》10卷、《四圣悬枢》5卷、《长沙药解》4卷,成书于乾隆十八年癸酉(1753);《伤寒说意》10卷、《素灵微蕴》4卷、《玉楸药解》8卷,成书于乾隆十九年甲戌(1754);《素问悬解》13卷,成书于乾隆二十年乙亥(1755);《灵枢悬解》9卷、《难经悬解》2卷,成书于乾隆二十一年丙子(1756)。《玉楸堂稿》,卷数及成书年代不详,亦未刊行于世。

纵观先师已刊行之医著,可见其对祖国医学典籍至为精熟。推崇黄帝、岐伯、越人、仲景,尊之为医界四圣,称四圣之著述,争光日月。对《内》《难》《伤寒》《金匮》,精研而有深功,其医学造诣,多渊源于此。先师医著,立论明确,阐释透彻,发四圣著述之微旨,前后融贯,一脉相承。理必《内经》,法必仲景,药必《本经》,尊古崇圣之特色,至为鲜明。将其渊博之学识,融会于其医著之中,以哲理析医理,理明义精,爰经据典,若符节之合。文笔精练,条绪清分,内容宏富,趣皆炙舌,风格独特,自成一家。

先师倡《内经》"善言天者,必有验于人"之观点,并将此贯穿于其医著之中。在其代表作《四圣心源》之《天人解》中,从阴阳变化、五行生克、藏府生成、气血原本、精神化生等诸方面,阐释"天人一也"之学术观点。谓为医者,"未识天道,焉知人理"。

先师精通阴阳五行学说,并广泛运用于其医著之中,且多所发明。以哲理析医理,将四圣著述中有关藏府、经络、气血、津液、皮肉、筋骨、毛发、孔窍、精神等之阴阳属性,归纳阐释得透彻入微。据《河图》"天一生水,地六成之;地二生火,天七成之;天三生木,地八成之;地四生金,天九成之;天五生土,地十成之"之论,谓五行之生成,乃因于阴阳匹偶之变化,五行之所以动而非静,乃是五行各自所秉阴阳之气的作用,故五行"皆以气而不以质也,成质则不能生克矣"。从四时、方位、气候、变化诸方面,联系藏府生成、气血原本、精神化生等,阐释气化之妙义,藏府气机升降传化之生理。对《尚书·洪范》"木曰曲直,金曰从革,火曰炎上,水曰润下,土爰稼穑"之论,从秉气、升降方面详予诠释,以探求五味之根源……先师对阴阳五行学说阐释之透彻,发挥之精湛,运用之广泛,为其他医著所少见,实为研究这一学说造诣颇深者,堪为后学之楷模。

先师精通五运六气学说,在《四圣心源》中,对六气从化、六气偏见、本气衰旺,以及风、热、暑、湿、燥、寒六气,详加论述。以气化阐病机,谓"内外感伤,百变不穷,溯委穷源,不过六气。六气了彻,百病莫逃"。阐释透彻入微,内容宏富,符合临床。先师谓"仲景《伤寒》,但立六经者,从六气也",系以气化诠释《伤寒论》之代表者。在其《素问悬解》释文中,对南政北政,作新的阐释。此论为前人医著中所鲜见者,堪称先师精通五运六气学说之范例。

先师对藏府之生理病理,认识至为精彻,尤注重脾胃中气之升降顺逆。谓心肺肝肾诸藏府之气机升降,皆取决于脾胃中气。其于生理,谓:"脾为己土,以太阴而主升;胃为戊土,以阳明而主降。升降之权,则在阴阳之交,是谓中气。胃主受盛,脾主消化,中气旺则胃降而善纳,脾升而善磨,水谷腐熟,精气滋生,所以无病。脾升则肾肝亦升,故水木不郁;胃降则心肺亦降,故金火不滞。火降则水不下寒,水升则火不上热。平人下温而上清者,以中气之善运也。"其于病理,谓:"四维之病,悉因于中气。中气者,合济水火之机,升降金木之轴。""中气衰则升降窒,肾水下寒而精病,心火上炎而神病,肝木左郁而血病,肺金右滞而气病。"基于此,先师治病,首重顾护中气,升清降浊,兼及四维。此论极为符合临床实际,堪为后学之指南。

先师精熟脉法,脉诊造诣极深。宗四圣著述中有关脉法之论述,对寸口脉法、寸口人迎脉法、三部九候脉法、藏府脉象、四时脉体、真藏脉义,及浮、沉、迟、数、滑、涩、大、小、长、短、缓、紧、石、芤、促、结、弦、牢、濡、弱、散、伏、动、代等二十四脉,以阴阳为纲,结合五行,详加阐释,发四圣之微旨,揭示其临床意义,启迪后学。对四圣著述中有关脉法之论述,其诠释至精至微。对《伤寒论·平脉法》之诠释,尤为精湛。先师省病诊疾,首重脉诊,谓"精熟仲景脉法,游心于虚静之宇,动指于冲漠之庭,以此测病,亦不啻鬼谋而神告已"。

先师于内伤杂病,宗仲师"少阴负趺阳者,为顺也"之旨,并据其数十年之临床心得,谓:"足太阴脾以湿土主令,足阳明胃从燥金化气,是以阳明之燥,不敌太阴之湿。及其病也,胃阳衰而脾阴旺,十人之中,湿居八九而不止也。胃主降浊,脾主升清。湿则中气不运,升降反作,清阳下陷,浊阴上逆,人之衰老病死,莫不由此。"因之多以阳衰土湿、水寒木郁立论,而其基点,无不系于中气之升降。立方遣药,注重健脾和胃、疏肝平胆、理气降逆、扶阳抑阴,善用茯苓、甘草、半夏、白芍、桂枝、人参、附子、干姜。伤寒、温病、疫疠、痘疹,较之内伤,邪异而途殊,先师亦宗四圣之旨,参以己验,以六经辨治。其辨治伤寒,宗仲师之法,造诣颇深,于《伤寒悬解》之中,论述颇详。其辨治温病、温疫、疹病,注重透表清气、凉营泻热、滋阴伐阳,善用浮萍、石膏、知母、元参、麦冬、黄芩、丹皮、生地。而于痘病、寒疫,注重其寒因,力辟混同温病、温疫、疹病论治之讹,痛斥苦寒攻痘、戕伐无辜之谬。其《四圣心源》《四圣悬枢》两书中,自拟方颇多,审其源流,均宗四圣之旨,立法彰显、遣药简洁,配伍精当,证之临床,疗效颇高,堪资后学师法。

先师于乾隆二十一年丙子(1756)著成《周易悬象》8卷,《四库全书总目提要》谓"其训释,以观象为主"。惜未刊行于世,《昌邑县志》仅著录《周易悬象自序》。传世者,唯抄本而已,睹者谓其"对《易》与医的关系,论述颇深"。《道德经悬解》2卷,亦于乾隆二十一年丙子著成,亦未刊行于世。

基于先师所处的时代环境,阅历体验等原因,尤因其自身遭庸医误伤,屡用苦寒攻下,乱医杂投,致使左目失明,"脾阳大亏,数年之内,屡病中虚"的痛苦体验,痛心疾首,因而形成其于内伤杂病,力倡健脾调中、理气疏肝、扶阳抑阴的学术观点。出于以匡正时弊为己任,使医学返璞归真,普救含灵之苦之惠心,乃反复辨难,力辟贵阴贱阳之论。且因其某些言辞偏激,加之其个别立论,偏而欠周,因而招致后人多所非议与贬伐。先师甲寅损目后,于功名心灰意冷,召为御医后,"久宦京师",饱览官场之炎凉,更因其清高不训之性格,自然形成卑视达官显宦、勋爵世胄,以及唯著述立言、流芳后世而为乐的人生观。因而借古讽今,不满现实,屡见于言表。自知其言行必忤逆权贵士流,且匡正后人偏颇之言,亦不顺庸俗之耳,因而谆谆告曰:"(将其著述)藏诸空山,以待后之达人"。正如先师所料,官修之《四库全书》,仅将其著述存目,且谓其师心太过,求名太急。由于《四库全书》的权威性,后之学者,对先师及其著述,多持批判态度。至同治末年,尚因先生嫉近代诸医家离经叛道,多逞私说,反复辨难,辟其乖谬,缘是为世诟病,故其书屏而不传。以上诸因,直接累及其医术之传习,实为憾事!

金无全赤,人无完人。先师有其短处,如辟贵阴贱阳之论,有所偏倚。然来者自应以继承并发扬其长处为己任,而无需苛求其短处。纵观先师一生,才思横溢,抱负高远,极力奋进,勤求古训,极深研几,救济含灵,锲而不舍,建树至丰,终于成为"一代医宗"。其治学精神,十分可贵,堪资后学师法。先师实如其同代人历下申士秀所言:"都昌上士,莱国鸿生,史服经衣,探《八索》《九丘》之奥,仁巢义杖,发三辰五岳之灵。本良相之心为良医,即活人之手而活国,技已精于三折,病不患夫四难。"其医著,"说必解颐,趣皆炙舌,真所谓发智灯于暗室,渡宝筏于迷津者也"。

先师已刊行之十一部医著,其版本源流,概有以下诸说。《四库全书总目提要》谓,黄元御医书十一种均系"编修周永年家藏本"。清代张琦(翰风)《四圣心源后序》、清代徐受衡(树铭)《昌邑黄先生医书八种序》、清代赵汝毅《伤寒说意跋》、清代杨希闵《黄先生医书八种后跋》、清代赵曾向《书新刻黄氏遗书后》等均谓"黄氏医书八种",首由张琦访得6种,并于道光年间刻刊《四圣心源》《素灵微蕴》《伤寒悬解》《长沙药解》4种,即《宛邻书屋丛书》中之《黄氏遗书四种》(宛邻本)。继经其子张仲远及赵汝毅、杨希闵等访求齐全,尔后徐受衡刻于闽(咸丰十一年辛酉燮酥精舍刻刊之闽本),欧阳晓岑刻于皖,彭器之刻于蜀(同治七年戊辰刻刊于成都之蜀本)。《黄氏遗书三种》,赵曾向谓"卒鲜传本"。同治十一年壬申(1872),冯承熙国学正于厂肆中得其抄本,并于同年刻刊《素问悬解》《难经悬解》,光绪六年庚辰(1880)刻刊《灵枢悬解》。《四部总录医药编》谓《黄氏遗书三种》《素灵微蕴》之首刻本,均系"乾隆间刊本"。《四圣心源》,系"周永年家藏本"。其他6部,系道光及其以后刊本。《中医图书联合目录》(《联目》)谓《难经悬解》首刻于乾隆二十一年丙子(1756)。《黄氏医书八种》首刻于乾隆年间,其后续有闽本、蜀本、湖南本、家塾藏本、爱竹山房本、经元堂本等刻本,光绪二十年甲午(1894)上海图书集成印书局排印本,民国二十四年(1935)上海锦章书局石印本等20余种刊本。《素问悬解》首刻于同治十一年壬申(1872),《灵枢悬解》首刻于光绪六年庚辰(1880)。还有多种黄氏医书之清抄本。以上诸说,除周永年家藏本究系抄本还是刊本,现在尚未发现,所谓的乾隆刻本,所见者均系记载错误,实系闽本外,其他虽互有小异,然其大体,均与史实相符。现国内数十家图书馆分别藏有黄氏医书各个时期的刻本和抄本,想海内外藏书家亦藏有其各种版本和抄本,尚待进一步发掘与研究。

今当盛世,发掘、汇集、整理、研究历代医哲著述,客观而全面地评价其医学造诣,使之造福于举世之人民,已成为现实。对于先师医术,亦不例外。近年来，各地学者陆续著文，探讨先师之学术思想，评价其医学造诣，综述其医著之版本源流，全面系统地点校整理出版其医籍，均系全面探讨评价先师毕生建树之伊始，亦必将引起更多学者深入探讨。使先师医术，乃至其在文、史、哲等诸方面之建树，为人民的康健、祖国的"四化"大业作出其应有的贡献！

余祖籍山东安丘，年方弱冠，乡里时疫流行，遭其荼毒，病至危笃。幸得先师四传弟子舅祖李鼎臣精心救治，方得脱险。由此痛感医道之重要，遂弃文习医，拜舅祖为师。

业师三代世医，均宗先师之学，尽得其医术精蕴。善用《四圣心源》所载之下气汤，化裁治疗内伤杂病及疑难重证。于诊疗伤寒、温疫、痘疹，造诣颇深，著有《痘病精言》《疹病精言》。积三世之余烈，成一方之名医，为继承与发扬先师医术，作出了一定贡献。

业师对余苦心施教，始授《内》《难》《伤寒》《金匮》，继授先师之医著，旁及历代医哲名著。将其三代精研先师医术之心得，家传之秘髓，尽授于余。授课同时，教余临诊，凡八年。

1931年，余随家父迁居西安。同乡邻里，知余习医者，求诊于余，余始义务应诊。次年关中霍乱流行，荼毒生灵，惨不忍睹。经余诊治者，均转危为安，因之求诊者日增。其后数年，余于诊治麻疹、伤寒、温疫发斑等急危重证，有所心得。1937年，余应陕西省级中医师考试得中，始悬壶焉。

1955年，西安市中医医院始创，余被选派到内科工作至今。自此至今，余得以潜心服习四圣典籍、先师医术、历代医哲名著。并进一步探索业师三代精研之下气汤，施于临床，化裁治疗急危重证、绝大部分内伤杂病，以及妇科、儿科诸证，均感得心应手，疗效颇佳。

余跻身医林已50余年，忆余临证些微心得，无不取法于历代医哲明训、先师医术、业师家传。由是备感祖国医药学至精至微，确属取之不尽，用之不竭之宝库，亟待发掘提高。现今国家大力提倡，并组织人力整理出版中医古籍，余虽耄耋，亦愿稍尽绵薄，此乃余点校先师医籍之本意也。

余才疏学浅，孤陋寡闻，虽不遗余力，然点校误谬之处，在所难免。恳盼大家同道，广大读者，不吝赐教，加以斧正。

西安市中医医院　麻瑞亭

1987年7月

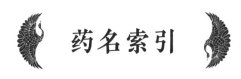

药名索引